IRB 핸드북

Institutional Review Board: Member Handbook [4th]

IRB 핸드북

Institutional Review Board: Member Handbook 4th

2023년 8월 20일 1판 1쇄 인쇄
2023년 8월 30일 1판 1쇄 발행

지은이 | Robert J. Amdur, MD, Elizabeth A. Bankert, MA
옮긴이 | 조현인, 김은영, 정원희
펴낸이 | 김진환
펴낸곳 | 학지사메디컬
04031 서울특별시 마포구 양화로 15길 20 마인드월드빌딩
대표전화_ 02-330-5188 팩스_ 02-326-0338
등 록 | 2010년 2월 8일 제313-2010-36호
메 일 | hakjisamd@hakjisamd.co.kr
홈페이지 | http://www.hakjisamd.co.kr

ISBN 979-11-92867-64-9 93510

가 격 | 25,000원

KAIRB 연구윤리총서 05

IRB 핸드북

Institutional Review Board: Member Handbook 4th

Robert J. Amdur, MD, Elizabeth A. Bankert, MA 공저

조현인 · 김은영 · 정원희 공역

학지사메디컬
HAKJISA MEDICAL

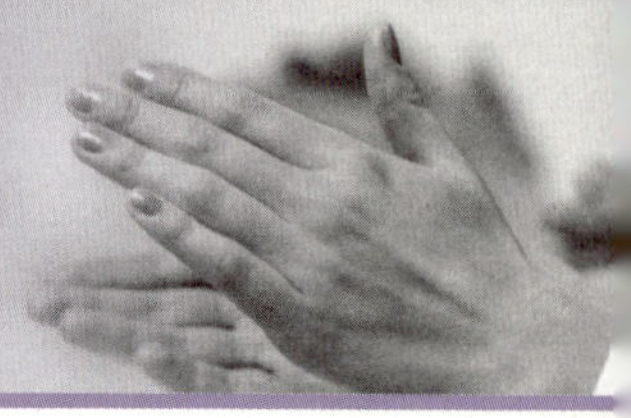

역자 소개

조현인

성균관대 약대 졸업

삼성서울병원 IRB 위원(2005년~)

KAIRB 사무국장 역임

㈜아이티베이 e-IRB 기술 고문

김은영

이화여대 약대 졸업

중앙대 약학대학 교수

삼성서울병원 IRB 위원(2010년~)

Western IRB 연수

보건복지부 전문위원

MFDS 및 건강보험심사평가원 자문위원

정원희 CIP (Certified IRB Professional)

서울대 약대 졸업

삼성서울병원 IRB 위원(2007년~)

㈜아이티베이 e-IRB 기술 고문

역자의 말

「생명윤리법」 제10조제1항에 명시된 기관위원회(이하 IRB)는 임상연구계획서 심의 및 수행 중 연구과정 및 결과에 대한 조사, 감독 등을 통한 연구자 및 연구대상자 등을 적절히 보호할 수 있도록 설치된 자율적 · 독립적 윤리 기구입니다. IRB 위원은 연구계획서의 윤리적 · 과학적 타당성을 심사하고, 연구대상자가 적절한 동의 과정을 통해 연구에 참여했는지, 연구대상자 등의 안전 및 개인정보 보호 대책 등에 대해 심의하는 역할을 담당합니다.

IRB 위원들의 심의 과정에 참고할 만한 실용적인 교재를 마련하기 위한 제3판 'IRB 위원 핸드북' 번역(이경훈 선생님, 현 서울아이비에프 여성의원 원장)에 이어 이번에 개정된 제4판 'IRB 핸드북'은 IRB 위원이라면 기본적으로 알아야 할 내용을 수록하고 있어 IRB 심사에 많은 도움이 될 것입니다. 다만, 번역서이므로 '제한적 IRB 심사', '포괄적 동의', '신속심사로 승인한 연구 과제에 대한 지속심사 면제 적용' 등은 국내와 다소 차이가 있습니다.

번역 출간에 필요한 제반 여건이 어려운 상황 속에서 KAIRB 교육위원회 권복규 교수님의 지원으로 작업이 시작되었고, 삼성서울병원 IRB 위원 몇 분이 함께한 노고로 제4판 'IRB 핸드북'이 완성될 수 있었습니다.

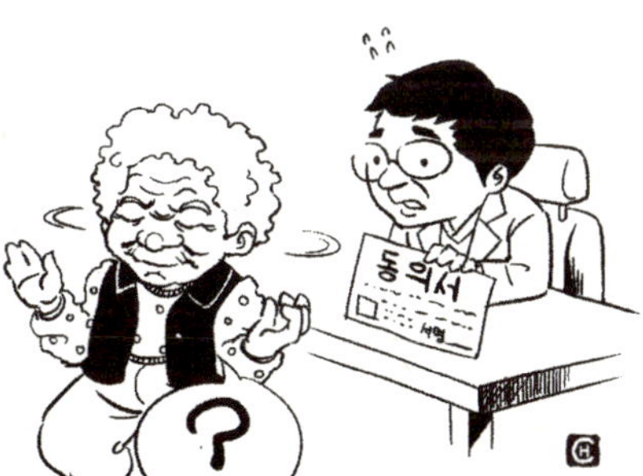

부디 이 교재가 연구계획서의 윤리적 · 과학적 타당성을 심사하고, 연구자 및 연구대상자 등을 적절히 보호하는 IRB 위원의 역할 수행에 많은 도움이 되기를 바랍니다.

2023년 8월

공동역자 **조현인 · 김은영 · 정원희**

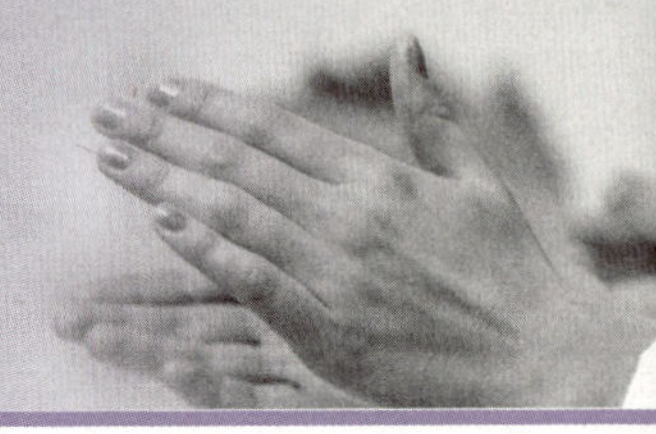

책을 발간하며

연구대상자의 권리와 복지를 보호하기 위하여 복잡한 문제를 수고로이 들여다 보며 좀 더 나은 가치를 위해 헌신하고 어려운 의사결정을 해야 하는 상황에서 용기를 내고 있을 IRB 위원들에게 이 책을 바칩니다.

"연구를 검토할 때 '제시의 의도(Jesse's intention)'를 기억해주십시오. 저는 (그리고 생명 그 자체가 요구하는 것은) 여러분의 어린 자녀가 해당 임상연구에 참여하는 것처럼 각 연구계획서를 검토하는 데 시간과 노력을 기울여 주시기를 부탁드립니다. '아니오!'라고 말할 수 있는 힘과, 더 많은 질문을 할 수 있는 용기를 북돋우는 데 Jesse Gelsinger의 사례에서의 경험이 도움이 되길 바랍니다. 만일 연구자나 기업 및 정부관계자들이 명성을 얻거나 금전적 이익이 아닌 단지 도움을 주기 위해 '제시의 의도'를 적용한다면, 원하는 것 그 이상을 얻을 수 있을 것입니다. 연구자나 기업 및 정부관계자들은 연구가 올바르게 이루어지도록 할 것입니다."[1]

"우리 모두 마음속으로 간직하고 있어야 합니다. 정복되지 못한 질병으로 인해 어찌할 바를 모를 안타까움과 멈추지 않는 슬픔으로 눈물이 멈추지 않을 수도 있습니다. 다만 특정 질병을 치료하는데 속도가 느리다고 하여 사회가 위태로워지지는 않습니다. 이와 달리 과학을 발전시키기 위한 맹목적인 질주는 도덕적 가치의 하락으로 이어지며, 이는 공허한 메달로 이어질 뿐입니다. 도덕적 가치가 흔들리는 순간 사회가 혼란에 빠지게 될 것입니다."[2]

1. 유전자치료제 임상시험에서 사망한 Jesse Gelsinger의 아버지인 Paul Gelsinger가 2000년 10월 31일 샌디에이고 ARENA 회의에서 발표한 기조연설 발표문에서 일부 발췌함.
2. Jonas, H. (1970). Philosophical reflections on experimenting with human subjects. In P A. Freund (Ed.), Experimentation with human subjects (pp. 16–17). George Braziller.

서론

IRB 위원이 되신 것을 축하드립니다.

IRB 위원의 임무는 연구대상자의 권리와 복지를 보호하는 방식으로 연구자의 연구 수행을 도와주는 것입니다. IRB가 어떻게 기능해야 하는지 잘 모르는 사람들은 IRB에서 결정을 내리는 것을 일반적인 상식과 좋은 의도 이상의 것을 필요로 하지 않는 단순한 일이라고 생각합니다. 그러나 그렇지 않은 경우가 많습니다. 연구윤리와 연구 관련 법령에 대해 자세히 알게 되면 많은 연구과제가 이해하기 힘들거나 해결하기 쉽지 않은 윤리적 이슈를 가지고 있다는 사실을 발견하게 될 것입니다. 효과적인 IRB 심의를 위해서 일반적인 상식과 좋은 의도가 필수적인 요소이지만, 이러한 자질만으로는 충분하지 않습니다. 연구계획서에 대한 윤리적 평가를 위한 체계적인 접근 방법이 필요하며, 개별 연구과제에 대해 어떻게 투표를 할 것인지 결정하기 위해 먼저 기본 원칙을 명확히 이해하고 있어야 합니다.

이 책의 목적은 IRB 위원으로서 업무를 잘 수행할 수 있도록 도움이 되는 정보를 제공하고자 하는 것입니다. 이 책의 이전 판은 2011년에 출판되었습니다. 그 이후 미국 연방법의 IRB 규정(Common Rule)이 2018년에 개정되었고, 이에 따라 이번 제4판에서는 새로운 규정을 참조하고 있습니다. 개정된 Common Rule에 따르면 "최소위험을 초과하는" 연구로 평가된 연구에 대한 IRB 심사 절차는 유의한 영향을 받지 않은 것으로 보입니다. 최소위험 이하의 심사 요건에 대한 개정이 이루어졌고, 동의서 형식과 포함되어야 하는 정보에 대한 새로운 요건이 추가되었습니다. IRB의 임무는 여전히 중요하며, 이 책이 인간 대상 연구에 대한 심의에 도움이 되는 필요한 도구로써 기여할 수 있기를 바랍니다.

저자 소개

Robert J. Amdur, MD

Professor of Radiation Oncology

University of Florida College of Medicine

Gainesville, Florida

Elizabeth A. Bankert, MA

Director Emerita

Office of the Committee for the Protection of Human Subjects

Dartmouth College

Hanover, New Hampshire

목차

PART 1 예비 정보 PRELIMINARY INFORMATION 1

목차

목차

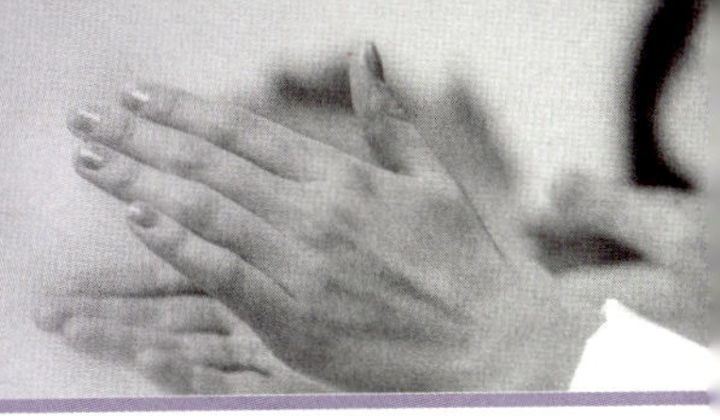

PART 3 특정 주제 SPECIFIC TOPICS 99

목차

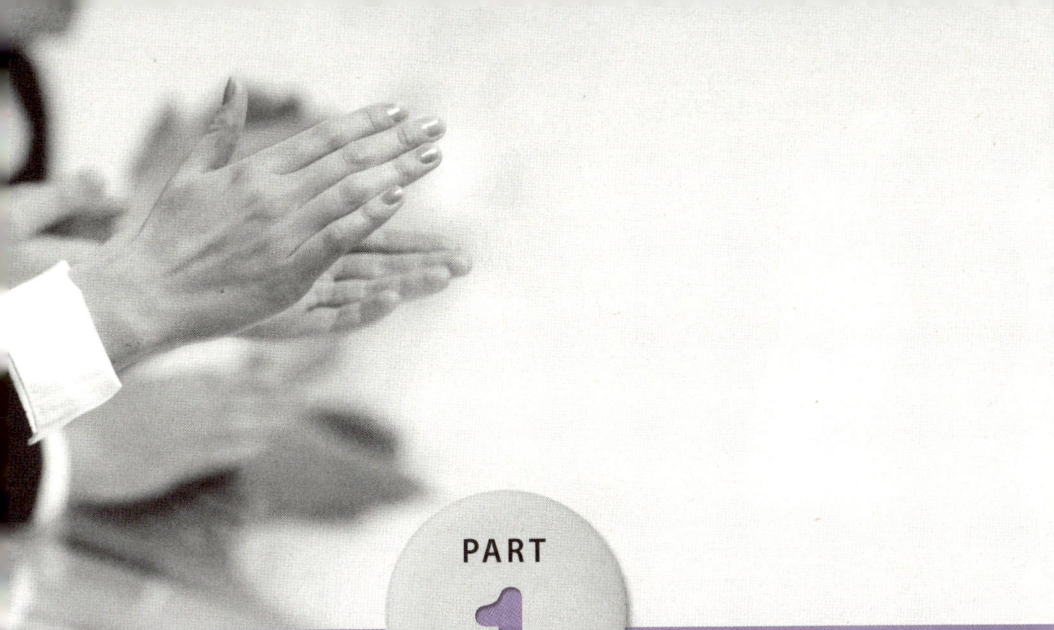

PART 1

예비 정보

PRELIMINARY INFORMATION

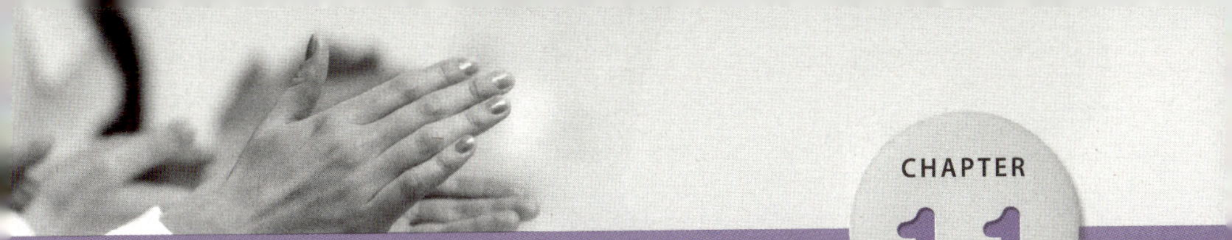

CHAPTER 1.1

이 책의 목적

The Purpose of This Handbook

누구를 위한 책인가요?

이 책은 IRB (Institutional Review Board) 위원을 위해 쓰였습니다.

어떤 도움을 줄 수 있을까요?

이 책을 통해 다음의 내용을 다룰 것입니다.

1. IRB 제도의 배경
2. IRB 토의에서 중점을 두어야 할 사항
3. IRB 회의 이전, 회의 도중에 IRB 위원이 해야 할 일

추가로 연구과제를 승인하고자 할 때 사용해야 할 기준을 설명하고, 연구과제에 따른 평가 가이드라인을 요약해 두었습니다.

알아야 할 모든 내용을 다 알 수 있을까요?

아닙니다. 이 책이 IRB에 대해 필요한 모든 것을 알려줄 수는 없으며, 이 책에서 다루지 않은 생소한 상황들과 종종 마주칠 수 있습니다. 연구윤리와 연구규제는 끊임없이 기준이 변화하는 아주 복잡한 분야입니다. 지속적인 교육을 통해서만 중요한 IRB 이슈들에 대해 대응할 수 있을 것입니다. 궁금한 점은 IRB 사무직원이나 IRB 위원장과 논의하는 것이 좋습니다. 이들은 특히 관련 법규와 기관 내 규정 및 지침에 대한 훌륭한 정보 제공자가 될 수 있습니다.

볼만한 추가 교육 자료는 무엇이 있을까요?

이 책의 마지막 부분에 관련 자료 목록을 추가해 두었습니다. 우선 모든 IRB 위원에게 아래의 동영상을 보시는 것을 추천합니다. '연구대상자 보호(Protecting Human Subjects)'란 동영상으로, 미국 연구대상자보호국(Office for Human Research Protections, OHRP)의 웹사이트에서 무료로 제공하고 있으며, 이 책의 Part 4. 관련 자료(resource section) 목록에서 링크 정보를 찾아볼 수 있습니다.

또 다른 자료로는 'Institutional Review Board: Management and Function, 3rd edition'(참고: 국내에서 'IRB란 무엇인가?'라는 제목으로 제2판이 번역 출판되었음)이라는 책을 추천합니다. 이 책은 주로 IRB 사무직원과 IRB 위원장을 위한 책이지만, IRB 위원과 관련된 특정 주제의 내용 또한 포함되어 있습니다.

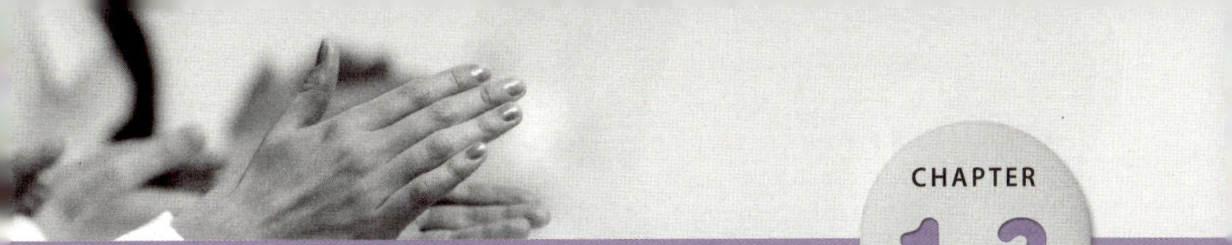

CHAPTER 1.2

IRB의 임무

Your Mission on the IRB

IRB 위원으로서 역할은 무엇일까요?

연구대상자의 권리와 복지를 보호하는 것이 IRB의 임무입니다. 이 목표에 따라 IRB 위원은 모든 결정을 내려야 합니다. IRB 위원에게 가장 힘든 일은 연구대상자 보호와 직접 관련이 없는 사안으로 인해 초점이 흐려지지 않도록 하는 것입니다. 연구계획서를 검토할 때, 집중할 수 있도록 아래와 같은 질문에 대해 스스로 답을 해보시기 바랍니다.

연구계획서가 수정되어야만 연구대상자의 복지가 의미 있는 개선이 되나요?

이 질문에 대한 대답이 "아니오"라면, 연구계획서를 수정 요청 없이 승인하여야 합니다. 이 질문에 대한 답이 "예"라면, 연구계획서를 그대로 승인해서는 안 됩니다. 연구계획서의 검토와 수정 요청은 벨몬트 보고서의 윤리적 원칙(1~4장)과 미국 연방법에 기술된 IRB의 연구 승인 기준(1~5장)에 근거하여 이루어져야 합니다.

IRB란 무엇인가요?

IRB는 연구대상자의 권리와 복지를 보호하는 것을 주된 임무로 하는 위원회로, 개별 연구과제를 심도 있게 검토하는 일종의 윤리위원회로서의 기능을 수행합니다.

IRB는 미국식 명칭으로, 다른 나라에서는 연구윤리위원회(Research Ethics Committee) 또는 윤리심사위원회(Ethical Review Board)와 같은 용어를 사용하고 있습니다. 모두 인간을 대상으로 하는 연구의 윤리적 측면을 평가하는 위원회를 일컫습니다.

현재 미국에는 연방 정부의 자금을 지원받거나 미국 식품의약국(Food and Drug Administration, FDA)에서 관할하는 의약품, 생물학적 제제 또는 의료기기에 대한 연구가 아니라면 일률적인 방법으로 연구를 검토하도록 요구하는 법규나 지침은 없습니다.[3] 이러한 이유로 어떤 형태의 윤리위원회 승인을 받지 않고도 인간을 대상으로 하는 연구가 수행되는 상황이 발생할 수도 있습니다. 마찬가지로 연구계획서의 윤리적 측면을 심사하는 시스템을 기관 내에 마련했어도, 심사 절차나 승인 기준이 상황에 따라 그때그때 달라지는 경우도 생길 수 있습니다.

IRB가 공식적으로 언급된 법령은 미국 연방법(code of federal regulations, CFR)이 유일합니다. 미국 연방법에서는 연방 기관과 IRB가 어떻게 운영되어야 하는지를 가장 기본적인 수준에서 설명하고 있습니다.

미국 보건복지부(U.S. Department of Health and Human Services,

3. [역자 주] 현재 국내에서는 미국과 달리 연구 자금 출처와 무관하게 사람을 연구대상으로 하는 연구는 모두 IRB 심사를 받도록 규율하고 있습니다. 다만, 연구에 따라 관련 법령이 다르며 식품의약품안전처의 관할을 받는 의약품이나 의료기기 임상시험의 경우는 각각 관련 '임상시험관리기준'을 준수하여야 하고 그 밖의 인간 대상 연구는 모두 '생명윤리 및 안전에 관한 법률'에 따라 IRB 심사를 받거나 심사면제 판정의 대상이 됩니다.

DHHS)와 FDA는 해당 기관이 관할하고 있는 연구 수행을 위해 필요한 IRB의 연구 승인 기준을 개별적으로 가지고 있습니다. 또한 미국 연방법은 IRB의 정의와 IRB 운영 지침 및 절차에 대한 세부 기준을 제시하고 있습니다. 이 책에서는 IRB의 업무 기준으로 미국 연방법의 공통 규칙(이하 Common Rule)을 참조할 것이며, 미국 IRB 체계 이외에 다른 시스템에 대해서는 다루지 않을 것입니다.

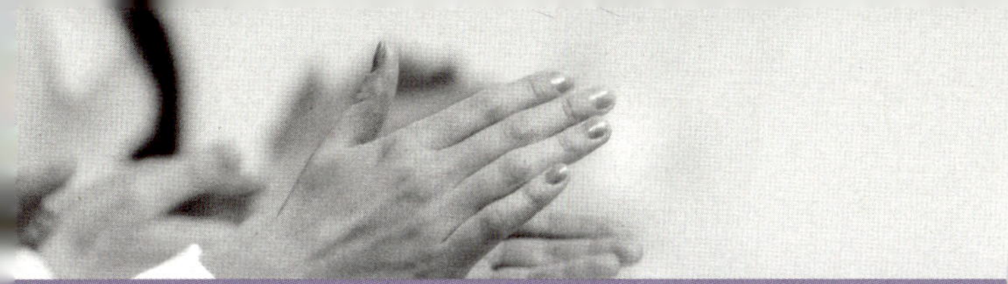

CHAPTER 1.3

IRB 제도의 간략한 역사

A Brief History of the IRB System

1950년대까지만 해도 미국 연방 정부는 연구 수행을 규제하는 데 있어서 비교적 작은 역할을 하였습니다. 인간을 대상으로 하는 연구 수행에 대한 IRB 승인을 의무화하는 연방 법규는 없었으며, 연구 수행에 대한 윤리적 기준을 일률적으로 적용하거나 채택하지도 않았습니다.

오늘날의 상황은 매우 다릅니다. 연방 정부에서 자금을 지원하거나 FDA에서 규제하는 연구(즉, 의약품, 생물학적 제제 또는 의료기기를 포함하는)에 대해 연방 정부는 이제 구체적인 기관 규정을 갖추어 연구 수행 과정의 모든 측면을 규제합니다. 연방 규정의 정책 및 절차는 바이오 의학 및 사회과학 연구 모두에 적용되며, 연구 수행을 모니터링하기 위한 현대의 IRB 체계를 정의하고 있습니다.

상당히 짧은 기간 동안 많지 않던 규정이 많아지기까지 어떻게 바뀌게 되었을까요? 이 질문에 대한 답은 바로 현대 IRB 제도의 역사와 관련이 있습니다. 이는 미국 내 언론, 지역 사회 운동(community activism), 현대 과학 그리고 정부의 거대한 정치적 배경과 관련된 흥미로운 이야기입니다. 이 주제에 대해 별도의 책 한 권이 쓰일 수도 있지만, 이 책에서는 간략한 내용만 다루겠습니다. 또한 이 장의 나머지 부분에서는 미국 내 연구규정 역사의 주요 이정표가 되는 사건들을 간략하게 설명할 것입니다.

1947년 뉘른베르크 강령

뉘른베르크 재판은 제2차 세계대전 말에 민간인 수감자들에게 반인도적인 범죄를 저지른 나치 지도자들을 법정에 세우기 위하여 열렸습니다. 재판의 주요 부분은 연구 목적을 위해 수감자들에게 소름 끼치는 과정을 겪도록 강요한 나치 의사들의 범죄 사건에 할애되었습니다. 검찰은 반인륜적 범죄자들을 기소하기 위해, 나치 피고인들이 문명사회의 근본적인 윤리 기준을 위반하는 방식으로 연구를 수행하였음을 주장해야 했습니다. 검찰은 재판 절차의 일부분으로 현재 "뉘른베르크 강령(Nuremberg code, 연구에 참여하는 연구대상자의 기본적 권리를 존중하는 방식으로 연구가 수행되도록 하기 위한 기본 요건을 규정한 문서)"으로 불리는 문서를 발간했습니다. 뉘른베르크 강령의 전문은 이 책의 Part 4. 관련 자료에서 링크 정보를 찾아볼 수 있습니다.

뉘른베르크 강령은 이후 대부분의 윤리 규범[헬싱키 선언(Declaration of Helsinki) 이후의 대부분의 윤리 강령] 및 연방 연구규정의 윤리 기준에 대한 토대가 되었습니다. 뉘른베르크 강령의 기본 요소는 다음을 필수 요건으로 합니다:

- 정보에 근거한 자발적인 동의
- 적절한 위험/이익 분석
- 불이익 없이 철회할 수 있는 권리

1955년 위치타 배심원 연구

1950년대 초반, 시카고 대학의 사회과학 연구진은 형사 재판에서 배심원들의 의사결정 과정을 더 잘 이해하기 위하여 한 가지 시험을 수행하였습니다. 이 연구의 계기는 재판에서 변호사의 쇼맨십이 배심원의 평결에 큰 영향을 미칠 수 있다는 우려 때문이었습니다. 연구 방법은 캔자스 주의 위치타(Wichita)에서 열린 형사 재판에서 배심원단의 목소리를 녹음하는 것이 포함되었습니다. 배심원의 행동에 영향을 주는 것을 막기 위해, 배심원들에게 그들이 연구과제의 연구대상자라는 사실과 그들의 토론이 녹음되고 있음을 알려주지 않았습니다.

연구진은 계획대로 연구를 종료하고, 그 결과를 유명 학술 포럼에서 발표하였습니다. 그러나 위치타 배심원 연구에 대한 사람들의 반응은 호의적이지 않았습니다. 이 연구는 지역 신문에 의해 비난을 받았고, 곧 전국적인 논쟁으로 이어졌습니다. 쟁점은 이 연구의 특정 세부 내용이 아닌, 개인정보보호 및 기밀유지가 매우 중요한 상황에서 연구 목적을 위해 사람들을 속였다는 것이 기본적인 문제였습니다. 이 사건에 대한 국회 청문회가 열렸고, 결국 국회는 어떤 상황에서도 배심원 심의를 녹음하는 것을 금지하는 연방법을 통과시켰습니다. 위치타 배심원 연구에 따른 후속 결과는 미국 연구규정의 역사에서 두 가지 이유로 중요한 이정표가 되었습니다.

1. 위치타 배심원 연구에 대한 대응으로 통과된 이 법안은 좋은 의도를 가진 연구진의 행동일지라도 이로 인해 국민이 부당하게 이용당하지 않도록 보호하기 위하여 미국 연방 정부의 가이드라인이 처음으로 확립되었음을 보여줍니다.

2. 위치타 배심원 연구는 중요한 사회제도의 진실성(integrity)을 훼손하지 않고 연구의 중요한 질문에 답할 수 없는 설정이 존재한다는 개념에 대한

전국적인 관심을 집중시킨 첫 번째 사건이었습니다. "배심원의 심의가 제3자에 의해 관찰되지 않는다"는 확신이 보장된 환경에서만 온전한 배심이 이루어질 수 있다는 것이 국회가 내세운 이론적 근거였습니다.

1962년 탈리도마이드 사건

탈리도마이드(Thalidomide)는 1950년대에 의사들이 임신으로 인한 다양한 불쾌한 증상들을 치료하기 위해 사용하였던 약물입니다. 당시에는 의사가 환자에게 개발 중인 약물을 권할 때, 그 약물이 개발 중에 있다는 사실을 환자에게 알리는 것은 일반적인 관행이 아니었습니다. 다수의 임신한 여성들에게 탈리도마이드를 투여한 이후, 탈리도마이드에 노출된 자궁 내 영유아에게 탈리도마이드가 심각한 성장기형을 유발한다는 것이 밝혀졌습니다. 이러한 사태로 개발 중인 임상시험용 의약품을 투여하기 전에 잠재적인 연구대상자에게 정보에 근거한 동의를 받도록 하는 미국 「식품, 의약품 및 화장품법(Food, Drug, and Cosmetic Act)」이 개정되었습니다. 이 개정법은 연구 수행에 대한 구체적인 윤리 기준을 확립하기 위해 연방 정부 기관의 규정이 처음으로 상정된 경우로, 연구규정의 역사상 획기적인 사건입니다.

1964년 미국 국립보건원 윤리위원회

1950년대 중반, 미국 국립보건원(National Institutes of Health, NIH)에 임상연구의 수행을 감독하기 위한 임상연구센터(Clinical Research Center, CRC)가 설립되었습니다. CRC 정책은 이 시설 내에서 수행되는 모든 연구를 윤리적인 문제에 초점을 맞춘 위원회의 승인을 받도록 요구하였습니다. 같은 과정이 전국의 공공기관과 민간기관에서도 비공식적으로 진행되고 있었는데, 현지 연구자들은 연구 활동의 윤리적인 의미에 대한 공식적인 검토가 필요하다고 보았습니다. 1964년, 미국 국립보건원장 James Shannon이 공공 보건 서비스로부터 자금을 지원받는 모든 연구에 대해 윤리위원회 심사를 받도록 하는 정책을 수립하면서 획기적인 전기가 마련되었습니다. James Shannon은 인간을 연구대상으로 하는 모든 연구가 동일한 윤리 기준에 따라 수행되도록 보장하기 위한 공식적인 절차가 필요하다는 점을 분명히 밝혔습니다.

1964년 세계의사협회 '헬싱키 선언'

1964년, 세계의사협회는 핀란드 헬싱키에 모여 1948년의 뉘른베르크 강령을 기반으로 인간을 연구대상으로 하는 윤리적 연구의 표준에 대해 설명하는 문서인 헬싱키 선언(Declaration of Helsinki)의 초안을 작성하였습니다. 세계의사협회는 1964년 이후에도 여러 차례 만나 이 선언문을 재확인하거나 소폭 개선하였습니다.

최신 버전인 헬싱키 선언의 링크 정보는 이 책의 Part 4. 관련 자료에 나와 있습니다. 헬싱키 선언은 기본적으로 뉘른베르크 강령에서 기술된 기준과 더불어 다음의 두 가지 핵심 내용으로 구성되어 있습니다.

1. 연구대상자의 이익은 항상 사회적 이익보다 더 높은 우선순위에 두어야 한다.

2. 임상연구에서 모든 연구대상자는 알려진 최선의 치료를 받아야 한다.

1966년 임상연구의 윤리 및 뉴잉글랜드 의학저널

1966년, 뉴잉글랜드 의학저널(New England Journal of Medicine)은 하버드 의과대학 마취과의 수석 의사인 Henry Beecher의 "임상연구의 윤리(The

Ethics of Clinical Research)"라는 제목의 논문을 실었습니다. 이 논문에서, Henry Beecher는 저명한 의학 잡지에 게재된 명망 있는 연구자들이 수행한 22개의 연구에 대해 언급하였습니다. Henry Beecher는 각각의 연구에 대해 왜 연구가 비윤리적인지를 '정보에 근거한 동의(informed consent)의 부족'과 '연구대상자에 대한 위험의 증가(increased risk to subjects)'와 같은 근본적인 원칙에 근거하여 설명하였습니다.

Henry Beecher의 논문은 연구윤리의 역사에서 획기적인 사건인데, 이는 존경받는 연구공동체의 한 사람이 임상연구 수행을 위한 윤리 기준을 개선할 필요성에 대해 관심을 집중시킨 전례가 없는 시도였기 때문입니다. 이 정도 길이의 논문은 오늘날 의학 문헌에서는 거의 볼 수 없습니다. IRB 위원이 IRB에서 효과적인 역할을 하기 위해 이 논문을 읽는 것이 반드시 필요한 것은 아니지만, 이 논문을 읽는다면 일반적으로 인정된 연구 절차에 의문을 제기할 필요가 있다는 자신감과 통찰력을 주는데 도움이 될 수 있습니다.

해당 논문을 참고하시려면 다음과 같습니다: Beecher, H. K. (1966). Ethics and clinical research. *New England Journal of Medicine, 274,* 1354–1360(PMID: 5327352).

1973년 보건의료의 질과 인간 실험에 대한 국회 청문회

1973년, 미국 상원의원 Edward Kennedy는 미국 내 의학 연구의 수행 방식에 대한 국민적 우려에 부응하여 일련의 국회 청문회를 이끌었습니다. 이러한 청문회가 열리게 된 주요 기폭제는 터스키기 매독실험(Tuskegee syphilis)이라고 불리는 매독의 자연 경과를 알아보기 위한 연방 자금을 지원받은 연구에 대한 대중의 반응이었습니다. 하지만 이 시기의 국회 활동은 생명의학 연구와 사회과학 연구가 모두 포함된 세간의 이목을 끄는 일련의 사건들의 결과로 보는 것이 더 정확합니다.

이 장의 나머지 부분에서는 연구윤리와 관련된 쟁점들에 대한 대중의 관심을 집중시키는데 중심이 된 몇몇 사건들에 대해 간략히 설명할 것입니다. 이 장의 나머지 부분은 미국 국회 의원들이 인간을 연구대상으로 하는 연구에 대한 연방 정부의 감독을 확대할 필요성에 대해 논의할 당시에 생각하고 있던 문제들을 IRB 위원이 느껴보도록 하려는 데에 목적이 있습니다.

윌로우브룩 간염 연구 Willowbrook Hepatitis Studies

1950년대에 간염 바이러스 감염에 관한 문제들을 파악하기 위하여, 뉴욕 주의 장기 돌봄 시설인 윌로우브룩 주립학교에 거주하고 있던 정신지체 아동들을 대상으로 일련의 연구들이 수행되었습니다. 많은 사람들이 윌로우브룩에서 생활하는 동안 간염에 감염되었기 때문에 이 집단에서 간염 바이러스의 감염 경로를 알고자 하는 중요성에는 의문의 여지가 없었습니다. 이 연구가 미국 내 언론 및 전문 잡지로부터 논쟁을 불러 일으킨 점은, 활동성 간염에 걸린 아이들의 분변에서 추출한 용액을 건강한 아이들에게 먹여서 의도적으로 간염에 감염시킨 연구 설계 때문이었습니다. 부모들은 자녀들이 이 연구에 참여하지 않는다면, 윌로우브룩 시설에서 아이가 보살핌을 받을 수 없다는 말을 들었습니다.

유태인 만성질환병원 연구 Jewish Chronic Disease Hospital Studies

1960년대에 의사들은 뉴욕 시에 있는 유태인 만성질환병원에서 만성질환을 가진 환자들을 대상으로 일련의 연구를 수행하였습니다. 모든 연구대상자는 면역체계를 위태롭게 하는 질병을 앓고 있었습니다. 이 연구의 목적은 약화된 면역체계가 암의 확산에 어떤 영향을 주는지를 알아보고자 하는 것이었습니다. 이를 평가하기 위해 의사들은 살아있는 암세포를 연구대상자의 혈관에 주입했습니다. 그리고 환자나 환자의 가족들로부터 정보에 근거한 동의를 받지 않았습니다.

권위에 대한 복종: 밀그램 연구Milgram Studies

1960년대 초반, 심리학자인 Stanley Milgram은 계속해서 논란을 일으키는 일련의 연구들을 수행하였습니다. Stanley Milgram은 전세계가 홀로코스트의 대량학살을 이해하기 위해 노력하고 있을 때, 이러한 제2차 세계대전의 여파에 따른 연구들을 설계하였습니다. 밀그램 연구의 목적은 사람들이 잔인하고 비윤리적인 행동을 하도록 온당치 않은 지시를 받았음에도 왜 권위 있는 자의 지시를 따르는지를 이해하기 위한 것이었습니다.

이 실험에는 '학습에 대한 부정적인 감정을 강화시키는 역할'을 평가하는 연구를 돕고 있다고 생각하도록 기만을 당한 연구대상자들이 참여하였습니다. 연구책임자는 연구대상자에게 학생 역할을 하는 사람이 질문에 틀리게 대답하면 전기 충격을 가하라고 지시하였습니다. 연구가 진행됨에 따라, 연구대상자는 점진적으로 더 강한 징벌 충격을 가하라고 지시를 받았습니다. 연구대상자의 절반 이상이 학생 역할을 수행 중인 사람이 심각한 고통을 표현함에도 불구하고, 결국 그들은 높은 강도, 즉 치명적일 수 있다고 생각되는 충격까지 가하였습니다. 연구가 완료된 후, 연구대상자들은 연구의 진짜 목적, 기만의 성격 그리고 그들의 행동이 미칠 수 있는 영향에 대해 설명을 받았습니다. 사실을 알게 된 많은 연구대상자들이 자신의 잔인한 행동에 대해 몹시 속상했다고 말했습니다.

샌 안토니오 피임 연구San Antonio Contraception Study

1970년대 초반, 텍사스 주 샌안토니오(San Antonio)에 있는 피임 클리닉에서 여러 종류의 여성 피임약의 효능을 평가하는 연구가 진행되었습니다. 이 클리닉에 내원한 환자들은 대부분 피임약을 얻기 위해 달리 갈 곳이 없는 빈곤한 사람들이었습니다. 이 연구는 경구 피임약과 위약(placebo pills)을 연구대상자에게 무작위로 배정하는 방식이었습니다. 연구에 참여한 여성들은 연구 방식에 대한 내용과 피임 효과가 없는 위약을 받을 수 있다는 정보를 듣지 못하였습니다. 예상대로 위약군에서 원하지 않은 임신을 한 사실 많이 발견되었습니다.

공중 화장실 연구 Tearoom Trade Study

1970년대 초반, 사회과학자인 Laud Humphries는 공중 화장실에서의 동성애 행위에 대한 연구를 진행하였습니다. Laud Humphries는 사람들이 익명의 동성애 행위를 하기 위해 모이는 공중 화장실 밖에서 망을 보는 역할을 자처하였습니다. Laud Humphries는 이러한 종류의 상호작용(interaction)을 위해 모인 사람들의 차량 번호와 기타 신원을 확인할 수 있는 정보를 기록하였고, 이 정보를 이용하여 그들의 이름과 주소를 알아냈습니다. 그는 연구대상자의 집을 방문하여, 자신을 인터뷰를 하는 사람으로 소개한 후, 연구대상자의 배경과 가족 생활에 대한 정보를 수집하였습니다. 대다수의 연구대상자들은 만약 동성애 행위에 대한 정보가 드러난다면, 엄청난 충격을 받을 수 있는 상황에서 가족과 함께 생활하고 있었습니다. 연구대상자들은 그들이 연구에 참여하고 있다는 것을 전혀 알지 못했습니다. 이 연구로 발표된 보고서의 세부 내용은 일부 연구대상자의 신원이 노출될 수 있는 정도의 수준이었습니다.

터스키기 매독 연구 Tuskegee Syphilis Study

터스키기 매독 연구의 연구대상자들은 그들의 상태나 참여하고 있는 연구의 성격에 대해서 충분히 이해하지 못하였습니다. 연구대상자에 대한 연구진 측의 기만이 비록 고의가 아니었을지라도, 연구대상자들은 자신들이 이로운 의학 치료를 받고 있다고 생각했으며, 연구가 치료 없이 그들의 질병 진행 과정을 문서화하는 것을 목적으로 하고 있다는 점을 이해하지 못했다는 것입니다. 검사 및 절차(요추 천자 같은)는 오로지 연구 목적을 위해서만 행해졌습니다. 연구를 담당하는 의사들은 매독 치료에 페니실린이 널리 사용되고 효과가 있다고 알려진 이후에도, 수년 동안 치료 없이 연구대상자를 관찰하였습니다. 연구대상자에 대한 착취라는 세간의 이목을 끄는 이야기에 대한 대중의 분노는 1972년에 연구자들이 연구를 어쩔 수 없이 중단하도록 하였습니다.

터스키기 매독 연구가 그토록 오랜 기간 동안 미국 정부에 의하여 주도되었다는 사실은 앞으로 연구윤리 및 연구규정에 대한 우리의 생각에 오랫동안 영향을 미칠 정도로 미국 연구 분야의 진실성에 오점을 남겼습니다. 터스키기 매독 연구의 윤리적 영향에 대한 논문과 책들이 출판되었으며, 이는 연구규정 역사의 이정표가 되었습니다. 이 연구는 벨몬트 보고서의 정의의 원칙(justice)이 만들어진 주된 이유가 되기도 하였습니다. 터스키기 매독 연구에 대한 대중의 반응은 1974년, 국가연구법(National Research Act)의 통과를 이끈 일련의 사건을 촉발시켰습니다. 터스키기 매독 연구에 대한 주요 사건의 내용은 다음의 미국 공중위생국(Public Health Service, PHS) 웹사이트에 요약되어 있습니다. www.cdc.gov/tuskegee/timeline.htm.

제시 겔싱어 Jesse Gelsinger

1999년, 18세의 연구대상자인 Jesse Gelsinger는 펜실베니아 대학에서 유전자 치료제 연구(gene transfer study)에 참여하던 중 사망하였습니다. 해당 연구는 신진대사에 문제를 일으키는 유전질환인 오르니틴 트랜스카르바밀라아제(ornithine transcarbamylase, OTC) 결핍에 대한 치료제를 개발하겠다는 취지였습니다. Jesse Gelsinger가 참여한 연구는 안전성 평가 연구였으며, 이는 Jesse Gelsinger에게 직접적인 이익(치료나 진단)을 제공하도록 설계된 연구가 아니라는 것을 의미합니다. 이 연구는 대상자 적합성 기준 및 이상반응 보고, 이해충돌 등에서의 문제로 연구에 대한 관리 감독이 부적절했을 뿐만 아니라,

연구대상자 동의서에 잠재적 위험 관련 정보가 제공되지 않았습니다. Jesse Gelsinger의 아버지인 Paul Gelsinger는 2000년 IRB 전국 모임에서 기조연설을 통해 아들의 죽음을 둘러싼 사건들에 대해 명확한 사실을 전달하였고, 해당 연설의 일부를 이 책의 "책을 발간하며" 페이지에 발췌하였습니다.

하바수파이 부족 Havasupai Tribe

1990년대에 연구자들은 하바수파이 부족에게서 제2형 당뇨병 연구에 사용하기 위한 혈액 샘플을 수집하였습니다. 이후 2005년 하바수파이 부족은 이 검체들이 당뇨병과 무관한 연구에도 사용되었다는 사실을 알게 되었고, 여기에는 조현병과 부족의 기원에 대한 연구도 포함되어 있었습니다. 후속 연구는 검체를 비식별화하여 이용하였지만, 연구자들은 해당 검체들이 하바수파이 부족으로부터 채취된 것임을 알고 있었습니다. 따라서 해당 연구 결과는 개별 개인에게 해당되지는 않았지만, 부족 집단에 관한 정보에 해당하였습니다. 이러한 잠재적 '집단 피해' 가능성도 유효한 동의 외에 연구자와 IRB가 고려해야 하는 개념이며, 또한 기술의 발전으로 인해 개인 식별이 불가능하다는 개념은 명확하지 않게 되었습니다.

헨리에타 랙스 Henrietta Lacks

Henrietta Lacks는 1920년 버지니아에서 태어났습니다. 그녀는 존스 홉킨스 병원에서 자궁암 치료를 받았는데, 표준 진료 절차로서 암세포를 채취하여 조직 배양 연구소로 보냈습니다. 연구자들이 연구 목적으로 사람의 암세포를 제공하기 위한 체외 세포분열을 시도하고 있었기 때문입니다. 그녀의 암세포는 세포분열이 되었고, 헬라 세포주(HeLa cell line)를 만드는데 사용되었다는 사실이 밝혀졌습니다. 헬라 세포주는 의학 연구에 광범위하게 사용되어 왔습니다. 2005년에 "Henrietta Lacks의 불멸의 삶"이라는 책이 출간되어 인체유래물을 수집하여 연구 목적으로 사용하는 것과 관련한 도발적인 논의가 시작되었습니다.

1974년 국가연구법과 IRB 제도

1973년, Edward Kennedy 상원의원이 이끈 국회 청문회 이후, 기본적인 합의는 연구대상자의 권리 및 복지를 보호하기 위하여 연방 정부의 감독이 필요하다는 것이었습니다. 유의할 점은 대중의 관심이 의학 또는 생물의학 연구에 국한되지 않았다는 점입니다. 위치타 배심원 연구, 밀그램 연구 및 공중 화장실 연구는 국회 의원들이 사회과학 연구에도 추가적인 규제가 필요하다는 결론을 내리게 한 연구 활동 중 일부일 뿐이었습니다.

이 장은 질문을 던지는 것으로 시작하였습니다: 어떻게 1950년의 연구에 대한 연방 정부의 감독이 거의 없던 때로부터 오늘날의 연방법 및 규정의 광범위한 제도에까지 어떻게 이르게 되었을까요? 간단히 답하면, 1974년 미국 국회는 국민들에게 생체의학과 사회과학 연구자들에 의해 인간 연구대상자가 착취되고 있으며, 정기적으로 피해를 입고 있음을 확신시킨 많은 사건들에 대한 응답으로 국가연구법(National Research Act)을 통과시켰습니다. 이 법은 오늘날 우리가 연구를 규제하는데 사용하는 기준과 절차를 구체화하는 두 가지 역할을 하였습니다. 그것은 현대 IRB 제도를 확립시켰고 '생명의학 및 행동과학 연구대상자 보호를 위한 국가위원회'를 설립하였습니다.

생명의학 및 행동과학 연구대상자 보호를 위한 국가위원회

1974년에 국가연구법에 의해 '생명의학 및 행동과학 연구대상자 보호를 위한 국가위원회(National Commission for the Protection of Human Subjects of Biomedical and Behavioral Research, NCPHSBBR)'가 설립되었습니다.

1974년의 국가연구법 제정으로 이어진 논쟁과 청문회는 연구 수행을 위한 윤리 기준을 확립하는 것이 그리 간단한 문제가 아님을 명확히 보여주었습니다. 국회가 구체적인 연구규정을 마련하기는 하였지만, 입법 활동에 참여한 국회의원들은 무엇을 해야 하는지를 알기 어려운 많은 상황들이 있음을 인지하였습니다. 윤리적으로 어려운 환경에서 무엇을 해야 하는지를 명확히 하기 위하여, 1974년의 국가연구법은 '생명의학 및 행동과학 연구대상자 보호를 위한 국가위원회'라는 특별 위원회를 만들었습니다. 윤리, 종교, 법조, 산업, 의약, 그 밖의 분야를 대표하는 다양한 사람들로 구성된 위원회는 흔히 국가위원회(National Commission)라고 불립니다. 1975년과 1978년 사이에, 국가위원회는 문제점을 정의하고 특정 모집단에서의 연구 수행과 관련된 권고 사항을 포함한 여러 보고서를 발행하였습니다. 예를 들어, 위원회는 어린이, 임신부, 수감자 및 치매에 걸린 사람들을 참여시킨 연구에 대한 보고서를 발표하였습니다. 이러한 집단별 보고서는 오늘날 우리가 취약계층의 연구에 대해 생각할 때 사용하는 윤리적인 틀을 확립하는데 중요한 역할을 하였으며, 많은 경우에 국가위원회의 권고에 따라 연방 규정 및 다른 지침들이 개정되었습니다. 1978년, 국가위원회는 연구윤리와 연구규정의 중요 이정표인 벨몬트 보고서를 발표하였습니다.

현대의 IRB 제도

1974년의 국가연구법은 인간이 연구대상자로 참여하는 연구를 규제하기 위하여 현대의 IRB 제도를 확립하였습니다. 국가연구법은 인간을 연구대상자로 하는 대부분의 연구에서 IRB 승인을 요구하고 있으며, IRB에서 연구를 심사할 때 따라야 하는 정책 및 절차를 정의하고 있습니다. 또한 IRB가 연구 수행을 승인하기 위해서 사용해야 하는 기준을 정하였습니다.

IRB 위원이 IRB 정책이나 절차와 관련된 특정 규정들을 반드시 기억해야 할 필요는 없습니다. 그러나 일부 IRB 위원들은 1974년 국가연구법에 따라 미국 DHHS가 1981년 연방 규정 45 CFR 46(Title45, Part 46 of the Code of Federal Regulations)에서 주요 IRB 규정을 처음으로 공표하였다는 점을 이해하는 것이 유용할 수 있습니다. 이러한 규정은 대부분의 연방 정부 기관(federal agencies)에 공통으로 적용되기 때문에 보건복지부 45 CFR 46 규정을 공통 규칙(Common Rule)이라고 합니다. Common Rule은 2018년에 개정되었습니다. 최신 버전의 Common Rule 규정에 대한 링크는 이 책의 Part 4. 관련 자료에 나와 있습니다.

연방 정부 기관의 구조에 익숙하지 않은 사람들에게는 혼란스러울 수 있지만, IRB 위원은 IRB 심사와 관련하여 Common Rule이나 DHHS 규정 그리고 FDA 규정 사이에 차이가 있다는 논의를 듣게 될지 모릅니다. 미국에서 FDA는 사실 보건복지부의 일부이지만, 인간을 연구대상으로 하는 연구와 관련하여 별도의 규정을 가지고 있습니다. 바꾸어 말하면, 미국 FDA는 Common Rule을 따를 의무는 없습니다. IRB에서 연구를 심사하는 방법과 관련된 DHHS와 FDA의 규정 간의 차이는 미미하며 IRB 결정에 거의 영향을 주지 않습니다. Common Rule과 FDA 규정의 미미한 차이는 IRB 사무직원이 이를 완전히 이해하는데 중요합니다. 또한 규정의 복잡성 때문에 일부 기관은 연방 자금 지원이나 FDA의 규제를 받지 않는 연구 검토에 보다 유연한 IRB 심사 절차를 시행하는 선택을 하였습니다.

최근 규제와 관리

2018년 미국 Common Rule 개정으로 기관들은 내부 운영 절차를 개정해야 했습니다. 이 책은 각각의 변경 내용을 구체적으로 설명하지는 않습니다. 개정 내용을 설명하는 여러 온라인 정보들을 OHRP에서 제공하고 있습니다. 일부 기관들은 연구대상자 보호프로그램(Human Research Protection Program, HRPP)의 개발을 추구해 왔습니다. 기관 내 HRPP의 개발은 책임이 있는 모든 주체들이 연구대상자 보호를 목표로 협력하고 있음을 의미합니다.

또 다른 추세이자 경우에 따라 규제 요건이 되는 점은 다기관 연구에서 싱글 IRB를 이용한다는 것입니다. 이 절차에는 기관 간의 공식적인 합의가 필요하며 IRB 심사가 위임되더라도 현지 HRPP의 나머지 책임은 그대로 유지됩니다.

요약

최근 몇 년 동안, 위에서 간략하게 설명한 사례들을 포함한 많은 사건들은 인간을 대상으로 하는 연구를 둘러싼 윤리와 관련된 새로운 문제들에 대해 연구공동체가 성찰할 수 있는 기회를 제공하였습니다. IRB와 HRPP는 계속해서 발전하고 있으며, 어떤 면에서는 더욱 복잡해지고 있습니다. 이 책은 여러분이 마주칠 수 있는 문제의 아주 일부분만을 반영하고 있을 뿐이지만 본 도서가 IRB 위원으로서 역할 수행을 위한 지침이 되고 심도 깊은 심사에 도움이 되기를 희망합니다.

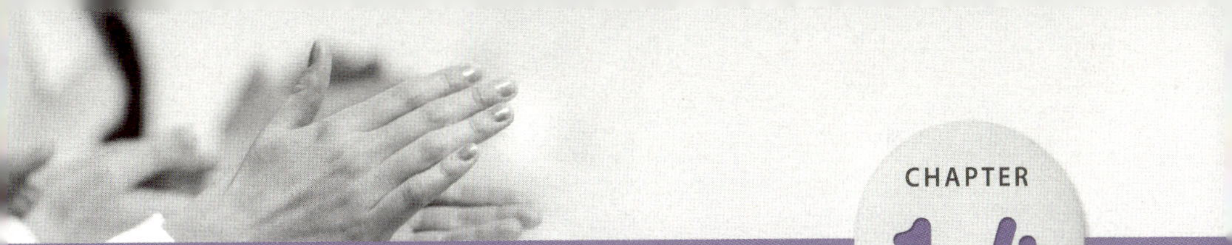

CHAPTER 1.4

벨몬트 보고서 원칙

Principles of the Belmont Report

벨몬트 보고서의 윤리 원칙

첫 번째 원칙: 인간 존중의 원칙(Respect for Persons)

- 모든 개인은 자율적인 존재로 대해야 한다.
- 자기 결정권을 온전히 행사할 수 없는 사람은 보호되어야 한다.

두 번째 원칙: 선행의 원칙(Beneficence)

- 남들이 자신을 대해 주기를 원하는 방식으로 다른 사람들을 대해야 한다.

세 번째 원칙: 정의의 원칙(Justice)

- 연구 위험과 잠재적 이익은 연구로부터 이익을 얻을 수 있는 사람들에게 공정하게 분배되어야 한다.

국가위원회와 벨몬트 보고서

1974년 미국에서는 국가연구법에 따라 생명의학 및 행동과학 연구대상자 보호를 위한 국가위원회(NCPHSBBR)가 설립되었습니다. 이는 인간 대상 연구 수행과 관련한 모든 상황에 적용될 수 있는 윤리 기준을 명확히 세우고자 설립된 위원회였습니다. 수감자나 소아와 같은 취약한 환경의 집단을 연구대상으로 하는 연구에 관한 일련의 보고서를 발행한 후, 위원회는 메릴랜드 주 볼티모어 근처 벨몬트 컨퍼런스 센터에서 기념비적인 모임을 가졌습니다. 그리고 1978년에 국가위원회는 인간을 연구대상으로 하는 연구 수행에서 기본이 되는 윤리 원칙에 대한 보고서를 발간하였고, 이것이 벨몬트 보고서입니다. 벨몬트 보고서는 8페이지 분량의 문서로서 세 가지 윤리적 기본 원칙에 대해 명확하게 설명하고 있습니다. 이것은 IRB에서 연구계획서의 윤리적 측면을 평가할 때 사용되는 주요 도구라고 할 수 있습니다.

벨몬트 보고서에 대한 소개 영상과 해당 문서에 대한 링크는 이 책의 Part 4. 관련 자료에서 제공되며, 이 장의 나머지 부분에서는 벨몬트 보고서의 세 가지 윤리 원칙에 대해 간략히 설명하도록 하겠습니다.

첫 번째 벨몬트 원칙: 인간 존중의 원칙

'인간 존중의 원칙(respect for persons)'은 다음과 같은 개인의 자율성과 관련된 두 가지 윤리적 신념을 하나로 결합한 것입니다:

1. 모든 개인은 자율적인 존재로 대해야 한다.

2. 자기 결정권이 제한된 사람은 보호되어야 한다.

인간 존중의 원칙에서는 다음과 같은 네 가지 조건이 파생되며, 이는 IRB 연구 승인의 필수 요건입니다.

1. 연구 참여에 대한 자발적 동의

2. 연구 참여에 대한 충분한 정보에 근거한 동의

3. 개인정보보호와 기밀유지

4. 불이익 없이 연구 참여를 철회할 권리

개인의 자율성과 자기 결정권

인간 존중의 원칙의 첫 번째 윤리적 신념에 따르면, 모든 개인은 자율성과 자기 결정권을 가집니다. 즉, 모든 개인에게는 스스로의 운명을 결정할 권리가 있다는 의미입니다. 인간 존중의 원칙의 두 번째 윤리적 신념은 자율적 능력이 제한된 개인에 대한 보호에 중점을 두고 있습니다. 대표적인 예로서 소아는 지적 발달 상태와 사회적 · 법적 지위로 인해서 자율성이 제한되어 있으며 수감자도 기본적인 자유가 박탈되어 자율성이 약화되어 있습니다. 명확하게 사고할 수 있는 능력에 영향을 미칠만한 상황에 놓이게 되면, 사람들은 전후 상황을 이해하고 자신의 운명을 통제하기 어려울 만큼 자율성이 손상될 수 있습니다. 이와 유사하게 교육 수준이 연구 참여에 따른 영향을 이해하기 어려운 경우에도 연구 참여에 대한 의사결정 시 자신의 운명을 통제할 수 없습니다.

취약한 환경의 연구대상자

연구 관련 법규에 따르면, '취약한(vulnerable)'이란 용어는 인간 존중의 원칙에 위배될 만큼 연구 참여에 관한 자기 결정권이 제한되었을 가능성이 있음을 의미합니다. 연구대상자가 취약하다는 것은 추가적인 보호 조치가 필요할 정도로 자율성이 손상되었을 가능성이 있다는 의미입니다.

취약한 환경의 연구대상자 보호

인간 존중의 원칙에 대한 두 번째 윤리적 신념은 자율성이 손상된 사람들이라면, 착취 받지 않도록 보호받을 권리가 있다는 것입니다. 자율성이 약화되었을 만한 사람들이라면, 연구 참여에서 제외시켜야 할 것인지를 결정하는 것은 대부분 판단하기 어려운 문제입니다. 연구 참여를 막는 것이 오히려 인간 존중의 원칙을 위반하는 것이 될 수 있는데, 이는 연구대상자의 자기 결정권을 부정하는 것이기 때문입니다. 인간 존중과 관련하여 상충되는 문제가 발생할 경우, 연구대상자에 대한 잠재적인 위험과 이익을 평가할 수 있는 판단 기준(judgment decision)이 필요합니다.

자기 결정권이 제한된 대상자를 연구 참여에서 제외시키는 것 이외에도 취약한 환경의 연구대상자 보호를 위해 IRB와 연구자들이 선택할 수 있는 조치에는 여러 가지가 있습니다. 예를 들어, 연구대상자가 의사결정 무능력자(incapacitated)라면, 충분히 교육을 받고 적절히 동기 부여가 되어 있는 의사결정 대리인으로부터 대리인 동의를 받을 수 있습니다. 또한 대상자가 연구 참여를 강요받을 가능성이 높다면, 독립적인 위치에서 연구대상자를 대변할 수 있는 사람으로 하여금 동의 과정을 모니터링하도록 하는 조치를 연구계획에 포함시킬 수도 있습니다. 연구대상자의 정보 이해가 주된 문제라면, 연구대상자 등록 시 연구대상자가 연구의 주요 정보를 이해했는지 점검하는 절차를 연구계획에 포함시킬 수도 있습니다.

강요 또는 부당한 영향 vs. 자발적 행동

인간 존중의 원칙을 구현하기 위해서는 '강요(coercion)'라는 개념을 이해하는 것이 중요합니다. 강요는 다른 이에게 원치 않는 행위를 하도록 억지로 시키거나 강제하는 것을 의미합니다. 연구 관련 법규에서, '부당한 영향(undue influence)'이란 용어가 종종 강요라는 개념의 설명을 위해 사용됩니다.

강요는 일정 수준 이상 구체적으로 정의하기 어려운 개념입니다. '포르노' 처럼 한 마디로 정의하기 어렵지만 보면 직관적으로 바로 알 수 있는 개념입니다. "월급 때문에 직장에 나가도록 강요받느냐?"는 질문에 "그렇지 않다"고 답을 했다면 다음의 질문에 답해 보십시오. 월급을 받지 못 한다면 직장을 그만 둘 것인가요? 요점은 윤리적인 것인지 비윤리적인 것인지 분명히 선을 긋는 것이 불가능한 것처럼 강요의 정의가 어렵다는 것입니다.

강요는 비윤리적입니다. 왜냐하면 연구 참여를 강요함으로써 연구 참여에 대한 개개인의 자율성이 훼손될 수 있기 때문입니다. 즉, 자신의 운명을 통제할 수 있는 능력을 잃게 되는 것을 의미합니다. 또 다른 예로, 연구 참여에 대해 부당한 영향을 받게 되는 경우에도 연구대상자가 자신에 대한 운명을 통제할 능력을 상실할 수 있습니다. 유의미한 강요나 부당한 영향이 없는 상황을 설명하는데 필수적인 요소는 '자발성'입니다. 인간 존중의 원칙을 바탕으로 한 연구 참여에 대한 결정은 강요나 부당한 영향 없이 자발적으로 이루어져야 합니다.

정보에 근거한 동의

윤리적 연구 수행의 기본은 '충분한 정보에 근거한 동의(informed consent)'입니다. 정보에 근거한 동의란 연구 참여 결정이 의미하는 바를 연구대상자가 충분히 이해하고 자발적으로 연구 참여에 동의하는 것을 의미합니다. 정보에 근거한 동의는 인간 존중의 원칙으로부터 나온 조건 중 하나입니다.

자발적인 동의 능력이 없는 연구대상자를 대상으로 하는 연구는 연구윤리 분야에서 논란이 많은 주제 중 하나입니다. 연구대상자 본인이 아닌 제3자의 허락을 근거로 한 연구 수행은 '대리 판단(substituted judgment)'이라는 개념을 바탕으로 합니다. 즉, 연구대상자를 대신해서 결정하는 사람이 해당 상황에서 대상자라면 무엇을 원할 것인지 안다는 전제하에 이루어지는 것으로서, 명백하게 이러한 가정에는 여러 가지 문제가 있습니다. 이러한 이유로 정보에 근거한 의사결정 능력이 없는 사람은 '취약(vulnerable)'하다고 간주되며, 인간 존중의 원칙을 바탕으로 개개인의 자율성이 합당한 수준으로 보장될 수 있도록 적절한 보호 조치가 마련되어야 합니다.

개인정보보호와 기밀유지

개인정보보호(privacy)와 기밀유지(confidentiality)는 인간 존중의 원칙으로부터 나온 개념입니다. 연구대상자나 연구대상 집단에 피해를 입히거나 불편하게 할 수 있는 정보와 관련된 문제이므로 IRB 위원은 개인정보보호와 기밀유지를 항상 염두에 두는 것이 좋습니다. 1993년 OHRP의 IRB 가이드북에 따르면, 개인정보보호는 "자신의 (신체적, 행동학적, 지적) 정보를 다른 사람과 공유하는 범위와 시기, 상황을 스스로 통제하는" 것이며, 기밀유지는 "본인의 허락 없이는 본인이 원래 알고 있는 공개 방식과 다르게 정보가 타인에게 누설되지 않을 것이라고 기대하면서 신뢰 관계하에 공개한 정보에 대한 처리와 관련된" 것입니다.

개인정보보호와 기밀유지의 위반은 개인이나 집단의 평판이나 재정 상태, 고용 상태 또는 보험 자격을 손상시킬 수 있으며, 낙인이나 차별을 야기할 수 있기 때문에 일반적으로 사회적 해악이 됩니다.

두 번째 벨몬트 원칙: 선행의 원칙

벨몬트 보고서에서 '선행의 원칙(beneficence)'은 연구대상자의 복지(well-being)에 대한 보장 의무라고 설명하고 있습니다. 선행의 원칙은 단지 "해를 입히지 않는다"는 규칙을 강조하는 것일 뿐이라고 말하기도 하지만, IRB 결정이라는 관점에서 선행의 원칙은 단순히 해를 입히지 않는 수준을 넘어 연구대상자에 대한 잠재적 이익을 극대화하고 위험을 최소화시킬 수 있는 방식으로 연구가 설계되어야 한다는 신념을 담은 원칙이라고 이해하는 것이 좋겠습니다.

'선행의 원칙'을 좀더 친숙한 용어로 바꾼다면, IRB 위원들이 기본적인 윤리 원칙의 중요한 측면을 좀더 이해하기 쉬울 것입니다. 경험 많은 IRB 위원들은 '선행의 원칙'을 연구대상자에게 친절히 대해야 한다거나 남들이 자신을 대해주기를 바라는 방식으로 다른 사람에게 행동해야 하는 의무로 이해하고 있습니다. IRB 위원은 연구계획서를 평가할 때, 이러한 원칙 적용을 염두에 두어야 하며, 구체적으로는 다음과 같습니다:

- 연구계획이 선행의 원칙을 따르고 있는지를 평가하기 위해서 IRB 위원은 다음과 같은 질문을 던져 보아야 합니다. "해당 상황에서 다른 사람들로부터 내가 받고 싶은 방식으로 연구대상자가 대우받고 있는가?"

IRB 위원은 또한 선행의 원칙에 따라 연구의 잠재적 위험과 이익에 대해서도 평가해야 합니다.

- 연구 위험은 개인의 이익 및/또는 사회적 이익의 가능성에 의하여 정당화될 수 있습니다.
- IRB는 개인을 위한 연구의 의미와 해당 연구가 사회에 미칠 수 있는 영향 사이에서 선택해야 하는 결정을 해야 할 수도 있습니다. 이와 같은 문제는 벨몬트 보고서에서도 상황에 맞게 사례별로 접근해야 하는 피할 수 없는 갈등 상황으로 인정하고 있습니다.
- 연구계획은 잠재적 위험을 최소화하고, 이익을 최대화할 수 있는 방식으로 설계되어야 합니다.
- IRB에서는 연구계획서에 기술된 과학적 타당성과 연구자의 자격 요건, 계획대로 연구를 수행하기 위해 필요한 자원에 대해 평가해야 하며, 연구에 참여하지 않을 경우에 선택 가능한 대안적 방법과 비교하여 연구 방법도 평

가해야 합니다. 대조군의 특성과 통계적 검정력 계산과 같은 연구 설계의 기본적인 측면에 대해서도 IRB에서 평가하는 것이 바로 선행의 원칙을 따르는 것입니다.

- 연구 수행과 관련된 중요한 판단에 비뚤림(bias)이 없도록 이해충돌(conflict of interest)이 관리되어야 합니다.

이해충돌로 인해서 연구 수행에 대한 중요한 판단에 편견이 발생할 가능성이 있다면 연구대상자에 대한 위험이 최소화되지 않았다는 의미이므로 선행의 원칙에 위배될 수 있습니다.

세 번째 벨몬트 원칙: 정의의 원칙

'정의의 원칙(justice)'은 사회 내 위험의 분배와 관련이 있기 때문에 인간 존중의 원칙이나 선행의 원칙보다 이해하는 것이 쉽지 않고 적용하는 것도 어렵습니다. 터스키기(Tuskgee) 매독 연구와 같이 우리 사회의 가장 취약한 집단들에서 착취가 발생한다는 것을 보여준 연구들로 인해 벨몬트 보고서에 '정의의 원칙'이 규정되었다는 사실은 본 원칙을 이해하는데 도움이 됩니다. 벨몬트 보고서에 설명된 '정의의 원칙'이란 다음과 같습니다:

- 잠재적 연구 위험은 해당 연구로부터 이익을 얻을 수 있는 집단 내 구성원들에 의해 공정하게 부담되어야 합니다.
- 연구계획서에 대한 평가 시 정의의 원칙을 적용하기 위해서 IRB는 연구대상 집단(study population)의 특성에 대해 평가해야 합니다.
- 연구 중인 주제와 직접적으로 연관되지 않은 사유로, 단순히 모집이 쉽다거나 대상자의 취약한 사회적 · 경제적 지위 때문에 특정 계층이나 특정 유형의 사람들을 조직적으로 선택하여 연구에 참여시켜서는 안 됩니다.

벨몬트 보고서는 의료보호 환자(welfare patients)나 특정 인종 또는 소수 민족 그리고 보호 시설에 거주하는 사람들을 정의의 원칙을 바탕으로 관심을 가져야 하는 계층의 예로 언급하고 있습니다. 이제까지 벨몬트 보고서에 설명되어 있는 '정의의 원칙'에 대해서 살펴 보았습니다.

전통적으로 '정의의 원칙'은 어떤 연구대상자가 배제되어야만 하는 연구에 '포함되는지'에 대한 문제에 집중해 왔으나, 최근 20여 년 동안 여러 사회운동 단체들에 의해 '정의의 원칙'의 의미가 다르게 해석되고 있습니다. 연구 참여로 이익을 얻을 수 있는 계층의 사람들이 연구에서 '배제되는' 것이 오히려 비윤리적일 수 있다는 것입니다. 이러한 해석의 구체적인 예가 바로 의약품 3상 임상시험에서 가임 가능성이 있는 여성에 대한 제외와 성인들이 주로 사용하는 의약품 임상시험에 소아가 제외되어 왔던 관행입니다. 향후 연구 결과의 적용으로 얻을 수 있는 이익에서 해당 집단들이 배제되는 것은 '정의의 원칙'에 위배될 수 있다는 근거로 두 가지 관행 모두 현재 문제가 있다고 간주됩니다. 따라서 정의의 원칙에 대한 이러한 해석을 수용하기 위해서 다음과 같은 요건이 추가되어야 합니다.

- 연구 참여로 이익을 얻을 수 있거나 연구 결과를 적용받을 가능성이 있는 계층이나 유형의 사람들은 시스템적으로 연구대상에서 배제되어서는 안 됩니다.

참고문헌

Office for Human Research Protections (OHRP). (1993). *Institutional review board guidebook.* http://wayback.archive-it.org/org-745/20150930181805/http://www.hhs.gov/ohrp/irb/irb_guidebook.htm.

CHAPTER 1.5

IRB의 연구 승인 기준

Criteria for IRB Approval of Research

IRB의 연구 승인 기준

1. 연구대상자에 대한 위험이 최소화되었다.
2. 연구대상자에 대한 위험이 기대되는 이익을 고려했을 때 합당한 수준이다.
3. 연구대상자 선정이 공정하다.
4. 충분한 정보에 근거한 동의를 구한다.
5. 정보에 근거한 동의가 적절히 문서화되거나 동의 면제 대상이다.
6. 자료 및 안전성 모니터링을 위한 적절한 계획이 마련되어 있다.
7. 개인정보보호 및 기밀유지를 위한 적절한 계획이 마련되어 있다.
8. 취약한 환경의 연구대상자를 위한 추가적 보호 조치가 마련되어 있다.
9. 제한적 심사면제 요건 7에 대해 준비되어 있다.

IRB의 연구 승인 기준은 Common Rule에 명시된 바와 같이 모든 IRB 회의의 검토와 논의의 핵심이 되어야 합니다. 이 기준은 벨몬트 보고서에 기술되어 있는 윤리적 원칙을 직접적으로 따릅니다. 연구 승인 기준은 생물의학 연구부터 사회 행동관찰 연구까지 모든 유형의 연구에 적용될 수 있는 개념을 제시합니다. 연구의 성격에 따라 특정한 한 가지 승인 기준이 강조되는 경우가 종종 있습니다. 그러나 연구에 대한 IRB 심사 과정에서 모든 승인 기준을 고려함으로써 대상자의 권리 및 복지와 관련된 측면을 모두 다룰 수 있습니다. 또한 연구 승인 기준에 대한 강조는 IRB 논의가 대상자의 권리 및 복지와 무관한 방향으로 벗어나지 않도록 도와줄 수 있습니다. 어떤 기관들은 매번 IRB 회의마다 연구 승인 기준을 제공하기도 하고, 이 기준에 따라 만든 심사자용 점검 서식을 제공하기도 합니다(2.2장 참조). Common Rule에는 인간을 대상으로 하는 연구에 대한 IRB 연구 승인 기준이 다음과 같이 열거되어 있습니다(§46.111):

1. **연구대상자에 대한 위험이 최소화되었다.**

   견고한 연구 설계에 부합하는 연구 절차를 시행하여 연구대상자를 불필요한 위험에 노출시키지 않고, 만약 해당된다면 가능한 한 진단 및 치료 목적으로 대상자들에게 이미 시행되고 있는 시술을 사용하도록 하여 연구대상자에 대한 위험을 최소화합니다(3.1장 참조).

2. **연구대상자에 대한 위험이 기대 이익을 고려했을 때 합당한 수준이다.**

   위험과 이익을 평가할 때, IRB는 연구 참여로 인한 위험과 이익만을 고려해야 합니다(연구에 참여하지 않더라도 대상자가 받게 되는 치료에 따른 위험과 이익은 구분되어야 합니다). 연구에서 획득된 지식을 적용할 때 발생할 수 있는 장기적인 영향(예: 공공 정책에 대한 가능한 연구 효과)은 IRB 책임 범위의 연구 위험으로 고려하지 않습니다(3.11장 참조).

3. 연구대상자 선정이 공정하다.

연구대상자 선정을 위한 평가에서 IRB는 연구의 목적과 연구가 진행될 상황을 고려해야 합니다. IRB는 특히 강요나 부당한 영향에 취약한 환경에 있는 연구대상자에 대한 연구의 특수한 문제를 인지하고 있어야 합니다. 취약한 환경의 연구대상자는 소아나 수감자, 의사결정 능력이 제한된 사람들 또는 경제적 · 교육적 측면에서 불리한 사람이나 집단을 의미합니다(3.12, 3.13장 참조)

4. 충분한 정보에 근거한 동의를 구한다.

잠재적 연구대상자나 대상자의 법정대리인(legally authorized representative)으로부터 정보에 근거한 동의를 취득합니다.

5. 정보에 근거한 동의가 문서화되어 있다.

정보에 근거한 동의가 적절하게 문서화될 예정이거나 동의 취득 절차가 적절하게 면제될 수 있습니다(3.9장 참조).

6. 자료 및 안전성 모니터링 계획이 마련되어 있다.

해당되는 경우, 연구대상자의 안전 보장을 위하여 수집되는 연구 자료에 대한 모니터링을 위한 적절한 대책이 연구계획에 마련되어 있습니다(2.6장 참조).

7. 개인정보보호 및 기밀유지 계획이 마련되어 있다.

해당되는 경우, 연구대상자의 개인정보보호와 연구 자료의 기밀유지를 위한 적절한 대책이 연구계획에 마련되어 있습니다(1.4장 참조).

8. 취약한 환경의 연구대상자에 대한 추가적인 보호 조치가 마련되어 있다.

일부 혹은 모든 연구대상자들이 소아나 수감자, 의사결정 능력이 제한된 사람들 또는 경제적 · 교육적 측면에서 불리한 사람들과 같이 강요나 부당한 영향에 취약할 가능성이 있는 경우, 추가적인 보호 조치들이 마련되어 있습니다(1.4장 참조).

9. **제한적 심사면제 요건 7에 대해 준비되어 있다.**

   2018년 Common Rule에서는 '제한적 IRB 심사(limited IRB review)'와 '포괄적 동의(broad consent)'라는 용어가 추가되었습니다. 제한적 심사 시, IRB는 모든 심사 기준을 검토하는 것이 아닌, 연구대상자의 개인정보 보호와 연구 자료의 적절한 기밀유지와 관련된 심사에만 집중하도록 요구됩니다(1.6, 1.7장 참조).

참고문헌

Office of the Federal Register (OFR). (2018). *Electronic code of federal regulations.* http://www.ecfr.gov/cgibin/retrieveECRF?gp=&SID=83cd09e1c0f5c6937cd9d7513160fc3f&pitd=20180719&n=pt45.1.46&r=PART7ty=HTML

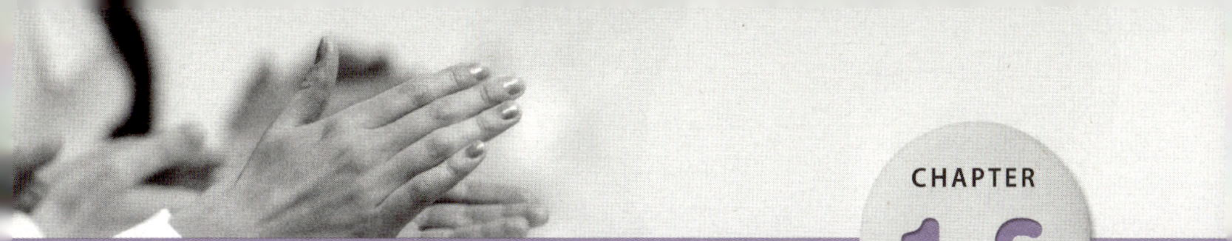

CHAPTER 1.6

IRB 심사의 종류

IRB Review Categories

IRB 심사의 종류

IRB 심사에는 네 가지 종류가 있습니다.

IRB 심사면제(Exempt from IRB review): IRB 심사면제 대상인 연구과제는 IRB 회의에서 초기심사나 지속심사를 받을 필요가 없습니다. 심사면제 결정은 보통 IRB 사무직원이나 IRB 위원장 또는 지정된 IRB 위원이 결정합니다.

> **제한적 IRB 심사(Limited IRB review):** IRB 위원장 또는 지정된 IRB 위원이 수행하며 개인정보보호 및 기밀유지 그리고 해당하는 경우에 포괄적 동의서(broad consent)에 대해서만 심사합니다. 제한적 심사를 통해 IRB 심사면제가 결정되면 해당 연구는 면제 요건을 따릅니다.

신속심사(Expedited Review): 특정 기준을 충족하는 최소위험(minimal risk) 이하의 연구는 IRB 위원장 또는 경험 있는 IRB 위원에 의해 심사될 수 있습니다. 심사자는 IRB 정규심사(full committee review)와 동일한 권한을 행사할 수 있으나, 연구를 불승인(disapprove)할 수 있는 권한은 없습니다. 신속심사 과정도 IRB 승인 요건에 맞추어야 하며 해당 과제에 대한 변경 보고와 관련 보고에 대해 IRB의 지속적인 심사가 필요합니다; 그러나 IRB에서 필요하다고 결정하고 문서화하지 않는 한 공식적으로 매년 재심사(formal annual renewal)가 요구되지는 않습니다.

정규심사(Full Committee Review): 최소위험(minimal risk)을 초과하는 연구의 경우, IRB 위원 정족수의 과반수 이상의 의결로 심사되어야 합니다. 정규심사 과정도 IRB 승인 요건에 맞추어야 하며 변경 보고와 관련 보고에 대해 IRB의 지속적인 심사가 필요합니다. 또한 최소 1년에 한 번 이상 IRB에서 재심사(renewal)를 하여야 합니다.

IRB 심사

이 책은 주로 정규심사에서 IRB 위원의 역할에 대해 초점을 맞추고 있습니다. 그러나 IRB 위원은 IRB의 규제를 받지 않는 연구과제도 있다는 것을 이해하는 것이 좋습니다. 또한 연구과제가 IRB 사무직원이나 IRB 위원장 또는 IRB 위원장을 대신하여 지정된 한 명의 IRB 위원이 심사하여 정규심사보다 간소화된 절차로 처리되는 경우도 있다는 사실을 이해하고 있어야 합니다. IRB의 역할이나 심사의 종류와 관련된 미국 연방법의 용어 정의로 연구(Research), 인간 연구대상자(Human Subject), 최소위험(Minimal Risk)이 있습니다.

(미국 연방법 45 CFR 46.102에서 발췌)

연구(Research): 일반화할 수 있는 지식을 발전시키거나 그에 기여할 수 있도록 고안된 연구 개발 및 시험, 평가를 포함한 체계적인 조사.

> **Note:** Common Rule에 따르면, 다음과 같은 활동들은 연구로 간주되지 않는다: (1) 학술적이고 언론적인 활동[예: 구술 역사(口述 歷史), 저널리즘, 전기(biography), 문학 비평, 법률적 조사 등]으로서 정보의 수집과 활용을 포함하며 정보 수집의 대상이 되는 특정 개인에 직접적인 중점을 두는 활동. (2) 공중 보건 감시 활동. (3) 형사 사법기관의 자료나 검체, 기록에 대한 수집 및 분석 활동. (4) 국토 안보, 국방 또는 기타 국가 안보 업무의 지원을 위한 공식적 운영 활동.

인간 연구대상자(Human subject): 살아 있는 사람으로서, 연구를 수행하는 연구자(전문가 또는 학생)가 (i) 연구, 활용, 분석을 위해 중재 행위나 상호작용을 통해 개인정보나 인체유래물을 수집하는 대상이 되는 사람. 또는 (ii) 연구, 활용, 분석, 개발을 위해 해당 사람으로부터 식별 가능한 개인정보나 식별 가능한 인체유래물을 수집하는 경우.

최소위험(Minimal Risk): 연구 참여로 인해 예상되는 위험 및 불편의 가능성과 정도가 일상생활이나 일상적인 신체 또는 심리 검사 또는 테스트 수행 중에 일반적으로 겪게 되는 위험보다 크지 않은 수준의 위험.

IRB 권한과 IRB 심사의 종류

미국 연방법은 인간을 대상으로 하는 연구에 대한 심사 권한을 IRB에게 부여하고 있습니다. 인간을 연구대상으로 하지 않는 과제에 대해서는 IRB 권한이 미치지 않습니다. IRB는 연구이면서 인간을 연구대상으로 하는 과제에 대해서만 권한을 가집니다. IRB 심사는 심사 범위와 절차에 따라 네 가지 종류로 결정됩니다: 심사면제, 제한적 심사, 신속심사, 정규심사. 대부분의 경우 IRB 심사의 종류는 IRB 사무직원이 결정합니다.

IRB 심사면제와 제한적 IRB 심사

미국 연방법 subparts B, C 그리고 D는 취약한 환경의 연구대상군에 대한 연구를 다루고 있습니다. 면제 요건이 충족될 수 있으면, 임산부와 태아, 신생아가 참여하는 연구에도 심사면제가 적용될 수 있습니다(subpart B). 그러나 수감자가 우연히 연구에 참여하게 되는 경우를 제외하고 수감자(subpart C)가 참여하는 연구는 IRB 심사면제의 대상이 될 수 없습니다. 일부 소아 참여 연구(subpart D)도 IRB 심사면제로 분류될 수 있습니다.[4]

4. [역자 주] 취약한 환경의 대상자일지라도 IRB 심사면제가 가능한 경우를 열거하고 있습니다. 미국 연방법 45 CFR 46은 subpart A, B, C, D로 구성되어 있으며 subpart A가 Common Rule이고, B는 임산부, 태아, 신생아, C는 수감자, D는 소아에 대한 내용을 다루고 있습니다. 이러한 취약한 환경에 있는 대상자일지라도 면제 요건의 충족 여부에 따라 IRB 심사면제가 가능합니다.

(미국 연방법 45 CFR 46.104에서 발췌)

2018년 Common Rule에는 IRB 심사면제에 해당될 수 있는 학교 환경 내에서 진행되는 연구와 관련된 구체적인 IRB 지침이 포함되어 있습니다. 아래에 일부 내용을 발췌하였습니다. 전체적인 규제 내용을 검토하고, 이러한 추가적인 지침에 따라 심사를 시행하는 것이 중요합니다.

1. 일반적인 교육 행위를 포함하면서, 이미 확립되어 있거나 일반적으로 인정되는 교육 환경에서 수행되는 연구. 다만 학생의 의무 교육 과정 이수 기회나 가르치는 교육자의 평가에 부정적인 영향을 줄 수 있는 가능성이 낮은 경우이어야 한다.

2. 교육 목적의 테스트(인식, 진단, 적성, 성취도), 설문조사, 면담 또는 대중 행동관찰(영상 촬영 또는 녹음)을 사용하는 연구. 다만, 적어도 다음 중 하나에 해당되어야 한다.
   (i) 연구자가 연구대상자의 신원을 직접 식별할 수 없거나 식별자와 결합하더라도 쉽게 식별할 수 없는 방식으로 수집한 정보를 기록하는 경우;
   (ii) 연구대상자의 반응이 연구 이외의 상황에서 공개될 경우, 연구대상자를 민형사상 위험에 노출시키거나 연구대상자의 재정, 고용, 진학, 명예에 손상이 발생하지 않는 경우;
   (iii) 만약 연구대상자의 신원이 직접 식별되거나 연구대상자의 신원이 식별자와 결합하였을 때 쉽게 식별될 수 있는 방식으로 수집 정보가 기록되는 경우에는 제한적 IRB 심사(limited IRB review) 대상이 된다.

3. (i) 양호한 행동 중재(benign behavioral intervention, BBI) 연구로서 이와 연계하여 성인 연구대상자로부터 구두나 서면(문서 입력 포함)으로 정보를 수집하거나 영상 촬영이나 녹음을 하는 경우. 단 연구대상자가 행동 중재와 정보 수집에 전향적으로 동의하여야 하며 적어도 다음 중

하나의 경우에 해당되어야 한다:

(A) 연구대상자의 신원을 직접 식별할 수 없거나 식별자와 결합하더라도 연구대상자의 신원을 쉽게 식별할 수 없는 방식으로 연구자가 수집한 정보를 기록하는 경우;

(B) 연구대상자의 반응이 연구 이외의 상황에서 공개될 경우, 연구대상자를 민형사상 위험에 노출시키거나 연구대상자의 재정, 고용, 진학, 명예에 손상이 발생하지 않는 경우;

(C) 만약 연구대상자의 신원이 직접 식별되거나 연구대상자의 신원이 식별자와 결합하였을 때 쉽게 식별될 수 있는 방식으로 수집 정보가 기록되는 경우에는 제한적 IRB 심사(limited IRB review) 대상이 된다.

(ii) 본 조항에 해당하려면, 양호한 행동 중재(benign behavioral intervention)는 지속 시간이 짧아야 하며, 위험과 통증이 없고, 물리적으로 침습적인 절차가 아니며, 유의하게 부정적으로 지속되는 영향이 발생할 가능성이 거의 없고, 연구대상자가 연구 중재를 불쾌하게 여기거나 당혹스럽게 여길만한 사유가 없을 것으로 판단되어야 한다. 이 모든 기준이 충족되는 양호한 행동 중재의 예는, 온라인 게임을 하게 하거나 다양한 소음 조건 속에서 퍼즐을 풀게 하는 것 또는 주어진 적은 액수의 현금을 다른 누군가와 어떻게 분배할 것인지 결정하게 하는 것 등이 있다.

(iii) 만약 연구 목적이나 성격 상 연구대상자를 속이는 절차가 포함되어 있는 연구인 경우, 연구의 목적이나 성격에 대해서 모르게 하거나 속일 것이라는 연구자의 설명을 제공받고, 연구대상자가 전향적으로 연구 참여에 동의함으로써 속임에 대해서 허락한 경우가 아니라면, 해당 연구는 양호한 행동 중재 연구에 해당하지 않는다.

4. 별도의 동의 취득이 요구되지 않는 2차 연구(secondary research): 2차 연

구에서 식별 가능한 개인정보나 식별 가능한 인체유래물을 이용하려는 경우, 적어도 다음 중 하나의 경우에 해당되어야 한다:

(i) 식별 가능한 개인정보나 식별 가능한 인체유래물이 공개적으로 사용할 수 있는 것이다;

(ii) 연구대상자의 신원을 직접 식별할 수 없거나 연구대상자와 연결된 식별자를 통해 연구대상자의 신원이 쉽게 식별될 수 없는 방식으로 수집된 정보가 기록되며, 인체유래물에 대한 정보도 이에 해당된다. 연구자가 연구대상자를 직접 접촉하지 않으며, 대상자를 재식별하려고 하지도 않는다;

(iii) 정보 수집과 분석만으로 수행되는 연구로서, "의료기관 운영"과 "연구" 목적으로 또는 "공중 보건 활동과 목적"을 위해서 그 사용이 미국 건강정보 이전과 책임에 관한 법률(Health Insurance Portability and Accountability Act, HIPAA)에 의해 규제되는 식별 가능한 건강 정보를 연구자가 사용하는 경우이다;

(iv) 연구가 아닌 활동에서 획득된 정보로서 정부 기관에서 생성하거나 수집한 정보를 사용하여 연방 정부 부서나 연방 정부 기관에서 수행하는 연구이다.

5. 연방 부서나 연방 기관에서 수행하거나 지원하는 연구 및 시범 사업 또는 연방 부서나 연방 기관 책임자의 승인하에 시행되는 공익 또는 공공 지원 프로그램의 연구 및 평가, 개선, 조사를 위해 설계된 연구 및 시범 사업이다.

6. 음식의 맛과 질 평가와 소비자 반응 연구(consumer acceptance studies)이다.

7. 2차 연구를 위한 정보와 인체유래물의 보존 또는 유지를 위해서 포괄적 동의(broad consent)가 요구됨; IRB에서 제한적 IRB 심사를 시행한다면, 잠

재적인 2차 연구 사용을 위하여 식별 가능한 개인정보나 식별 가능한 인체유래물을 보존하거나 유지할 수 있다.

8. 포괄적 동의(broad consent)가 필요한 2차 연구; 식별 가능한 개인정보나 식별 가능한 인체유래물을 이용하는 2차 연구로서 다음과 같은 기준을 모두 충족하는 경우:
   (i) 식별 가능한 개인정보나 식별 가능한 인체유래물로 보존 및 유지, 2차 연구 목적으로 사용에 대하여 포괄적 동의가 취득되었다.
   (ii) 동의 취득을 문서화하였거나 동의 취득의 문서화를 면제받은 연구이다.
   (iii) IRB에서 제한적 IRB 심사를 시행하여 해당 연구과제가 포괄적 동의 범위 내에서 수행됨을 승인하였다;
   (iv) 연구자가 연구계획의 일부로서, 연구대상자에게 개별 대상자에 대한 연구 결과를 알리지 않는다.

신속심사

현재 Common rule에 따르면 신속심사 기준에 대해 적어도 8년마다 재평가될 것이라고 명시되어 있습니다. 그러므로 최신 기준을 얻기 위해서는 OHRP 웹사이트의 최신 목록을 참조하시기 바랍니다.

신속심사는 IRB 위원장 또는 한 명 이상의 경험 있는 위원들에 의해 진행될 수 있습니다. 연구계획을 심사할 때, 불승인 결정을 제외하고 IRB의 모든 권한을 행사할 수 있습니다. 최소위험(minimal risk) 수준의 연구과제에 대해 시행되는 신속심사도 정규심사와 동일한 IRB 승인 기준을 따르며 변경 보고 및 관련 보고에 대해 IRB의 지속적인 심사가 필요합니다. 그러나 IRB에서 필요하다고 결정하고 문서화하지 않는 한 공식적으로 재심사(renewal)가 매년 요구되지는 않습니다.[5]

신속심사 기준은 다음과 같습니다:

(1) 연구대상자에 대한 위험도가 최소위험을 초과하지 않는 연구.

(2) 아래에 열거된 요건 중 하나 이상에 해당하는 절차만을 시행하는 연구.

1. 약물 및 의료기기 임상연구로서 다음의 (a) 또는 (b)의 조건을 만족하는 경우.
   (a) 의학품 임상시험계획 승인(investigational new drug, IND)이 필요하지 않은 연구(21 CFR Part 312)(Note: 시판 중인 의약품에 대한 연구이더라도 유의하게 위험이 증가되거나 제품 사용과 관련하여 위험을 감수하기 어려운 연구는 신속심사 대상이 될 수 없다.).
   (b) (i) 의료기기 임상시험계획 승인(investigational device exemption, IDE) 대상이 되지 않는 연구(21 CFR Part 812); 또는 (ii) 시판 허가/승인된 의료기기로서 해당 의료기기를 시판 허가/승인된 적응증에 대해 사용하고 있는 경우.
2. 연구대상자에게 손가락, 뒤꿈치, 귀를 찔러 정맥천자를 하는 방법으로 혈액을 채취하는 연구로서 다음과 같은 경우.
   (a) 체중이 49.8kg 이상으로 건강하고 임신하지 않은 성인의 경우, 8주 동안 채취한 혈액 총량이 550mL를 초과하지 않아야 하고 일주일에 3회 이상 채혈이 이루어지지 아니한 경우;
   (b) 그 외에 해당하는 성인이나 어린이의 경우, 나이와 몸무게, 건강 정도, 채취 방법, 채혈할 혈액 양, 채취 빈도를 고려해야 하며 8주 동

5. [역자 주] 매년 시행되는 재심사(renewal)는 지속심사를 의미하며, 국내에서는 본 책에서 기술된 내용과 달리 내부분의 연구과세에 대해 연 1회 이상 지속심사를 하도록 하고 있습니다(다만 생명윤리 및 안전에 관한 법률에는 지속심사에 대한 기술이 없으므로 규제기관의 해석에 따라 지속심사를 면제할 수 있는 조건은 가능합니다).

안 채취한 양이 50mL를 넘지 않거나, kg당 3mL를 넘지 아니한 경우. 그리고 일주일에 3회 이상 채혈이 이루어지지 아니한 경우.

3. 비침습적 방법으로 인체유래물을 전향적으로 수집하는 연구. 예를 들면,
   (a) 보기 흉하지 않은 방법으로 손톱이나 머리카락을 자르는 것;
   (b) 자연스럽게 또는 일반적인 진료 중에 발치한 유치(乳齒);
   (c) 진료 중에 치료적인 목적으로 발치한 영구치(永久齒);
   (d) 노폐물 또는 땀을 포함한 외분비물;
   (e) 자극하지 않는 방식이나 껌을 씹는 정도의 자극으로 또는 희석한 구연산 용액을 혀에 점적하는 방식으로 모은 타액(흡입기를 통하지 않는 방식);
   (f) 분만 시 제거한 태반;
   (g) 진통 과정 동안이나 진통 전 양막 파수 시 얻어진 양수;
   (h) 일반적으로 사용되는 예방적 처치를 준수하는 절차로서 통상적인 스케일링 방법보다 침습적이지 않은 방법으로 채취된 잇몸 상하의 치태와 치석;
   (i) 볼 점막 면봉 또는 피부 면봉법, 구강 세척 등의 방법으로 채취한 점막 및 피부 세포;
   (j) 식염수를 이용한 분무법으로 채취한 가래.
4. 임상에서 일상적으로 시행하고 있는 비침습적 시술 방법으로 데이터를 수집한 경우(전신 마취 또는 진정 치료, X-ray, 마이크로파를 이용한 시술은 제외). 만약 의료기기를 이용하는 경우, 시판 승인/허가를 받은 경우에 한정한다(의료기기의 안전성과 유효성을 평가하고자 하는 연구는 일반적으로 신속심사 대상이 아니며, 시판 승인된 의료기기에 대한 새로운 적응증 연구도 신속심사 대상이 될 수 없다).
5. 데이터나 문서, 기록, 인체유래물에 대한 연구로서 이미 수집되어 있

는 것을 이용하거나 연구 외의 목적으로(진단 및 치료 목적) 전향적으로 수집하여 이용하는 연구[본 기준에 속하는 연구 중 일부는 연구대상자 보호를 위한 DHHS 규정에 따라 심사면제 대상일 수 있다. 45 CFR 46.101(b)(4). 이 목록은 심사면제에 해당하지 않는 연구에만 적용된다].

6. 연구의 목적으로 음성 녹음이나 영상, 사진 촬영으로 정보를 수집하는 연구.
7. 개인이나 어떤 집단의 특성 또는 행동에 대한 연구.
8. 이전에 정규심사에서 승인되었던 연구과제에 대한 지속심사로서 다음과 같은 경우:
   (a) (i) 새로운 연구대상자 모집이 종결된 연구인 경우; (ii) 모든 연구대상자가 연구 관련 중재 절차를 완료한 경우; (iii) 모든 절차가 완료되고 연구대상자에 대한 장기 추적관찰 절차만 남아 있는 경우;
   (b) 아직 연구대상자가 한 명도 등록되지 않았고 추가적인 위험도 알려지지 않은 경우;
   (c) 모든 연구 절차가 완료되고 데이터 분석만 남아 있는 경우.
9. 상기 2~8의 기준에 해당하지 않는 연구이나 IRB 정규심사에서 최소위험을 초과하지 않으며 추가적인 위험도 알려지지 않은 것으로 결정되고 문서화된 연구에 대한 지속심사. 단, 의약품 임상시험계획 승인(IND) 또는 의료기기 임상시험계획 승인(IDE)하에 시행되는 연구가 아니어야 한다.

참고문헌

Office of the Federal Register (OFR). (2018). *Electronic code of federal regulations.* http://www.ecfr.gov/cgi-bin/retrieveECRF?gp=&SID=83cd09e1c0f5c6937cd9d7513160fc3f&pitd=20180719&n=pt45.1.46&r=PART7ty=HTML

Protection of Human Subjects, 45 C.F.R.§46.102(2018).

http://www.ecfr.gov/cgi-bin/retrieveECFR?gp=&SID=83cd09e1c0f5c6937cd9d7513160fc3f&pitd=20180719&n=pt45.1.46&r=PART7ty=HTML#se45.146_1102

Protection of Human Subjects, 45 C.F.R.§46.104(2018).

http://www.ecfr.gov/cgi-bin/retrieveECFR?gp=&SID=83cd09e1c0f5c6937cd9d7513160fc3f&pitd=20180719&n=pt45.1.46&r=PART7ty=HTML#se45.146_1104

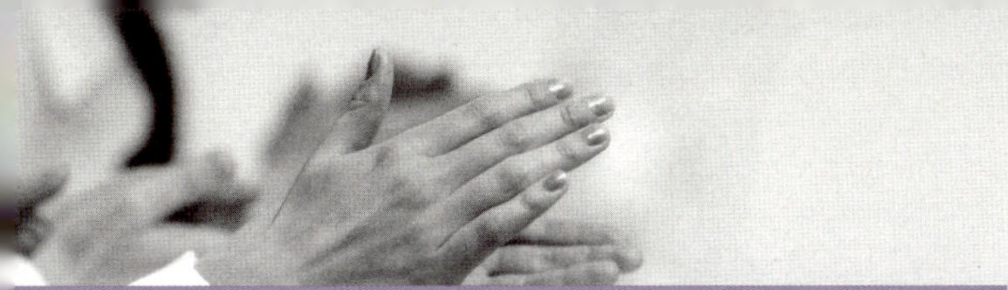

CHAPTER 1.7

동의서의 구성 요소

Elements of Informed Consent and Broad Consent

동의서의 기본 구성 요소

- 연구 목적 및 절차에 대한 설명
- 연구에 따른 위험과 불편
- 잠재적인 이익
- 대상자가 선택할 수 있는 다른 치료 방법이나 절차
- 개인정보보호를 위한 대책
- 최소위험을 초과하는 연구인 경우에 연구 관련 손상에 대한 관리 및 조치 계획
- 추가 정보를 위한 연락처
- 연구 참여는 자발적이며 불이익 없이 도중에 연구 참여를 중단할 수 있다는 사실
- 식별 가능한 개인정보 또는 식별 가능한 인체유래물의 향후 사용에 대한 설명

해당되는 경우, 추가 구성 요소

- 예상하지 못하는 위험
- 연구 도중 연구자에 의해 연구대상자의 참여가 중지되는 경우
- 추가 비용
- 연구 참여를 중단하는 경우에 받아야 하는 검사 및 절차

- 새로운 중요한 정보에 대해 대상자에게 알릴 것이라는 사실
- 대략적인 목표 연구대상자 수
- 인체유래물 연구에서 발생할 수 있는 상업적 이익을 연구대상자와 공유하는지 여부
- 연구대상자에게 연구 결과를 제공하는지 여부
- 유전체 전체에 대한 염기서열 분석이 연구에서 시행되는지 여부

포괄적 동의

- 식별 가능한 개인정보나 식별 가능한 인체유래물의 2차적 사용을 용이하게 하기 위해 도입된 동의
- "제한적 IRB 심사" 절차를 통해 사용 가능

동의서의 기본 구성 요소

'정보에 근거한 자발적인 동의'란 대상자가 연구의 본질적 요소에 대해 이해하고 외부의 강요 없이 연구 참여 결정을 내리는 것을 말합니다. 연구와 관련된 필수 또는 핵심 정보는 동의서에 쉬운 어휘로 요약 기술되어야 합니다. 하지만 정보에 근거한 동의에서 중요한 것은 문서에 서명하는 것보다 연구대상자가 정보를 이해하는 수준입니다. 그러므로 동의서 내에 세부 내용의 수준을 어떻게 적절히 할 것인가를 정하는 것이 중요합니다. 이 질문은 연구의 성격과 연구대상자에 따라 맞춰야 하는 수준이 다르기 때문에 답하기 쉽지 않습니다. 미국 연방법에서는 이에 대해 '합리적인 사람(reasonable person)'이라는 기준을 사용하여 설명하고 있습니다. 즉, 정보에 근거한 동의서 서식과 동의 절차라는 의미는, 합리적인 사람이 연구 참여 결정을 위해 필요로 할만한 정보를 예비 연구대상자에게 제공해야 한다는 것입니다. IRB의 역할은 동의서 서식과 동의

절차에서 설명되어야 하는 핵심 정보를 연구자가 확인하게끔 돕는 것입니다. 연구진은 동의 절차를 진행하는 주체이므로 항상 연구대상자와의 질의응답에 대한 준비가 되어 있어야 하며, 연구대상자가 연구 참여를 결정하기 전에 대상자에게 충분한 정보를 제공하고 연구 참여 중에도 지속적으로 정보를 제공하도록 최선을 다해야 합니다.

동의서는 복잡하고 길어질 수 있습니다. 2018년에 개정된 Common Rule에서 정보에 근거한 동의는 "핵심 내용에 대한 간결한 정리"로 시작되어야 한다고 제시합니다(45 CFR 46.116(a)(5)). 미국 OHRP에서 동의서는 "이해하기 쉽게" 구성되어야 한다고 말합니다(45 CFR 46.116(a)(5)). IRB는 동의서를 단순화하고 명확히 할 수 있는 권한이 있습니다. 그러나 IRB도 동의 과정에서의 대화가 매우 중요하다는 것을 알아야 합니다. 다음은 Common Rule(45 CFR 46.116)에 명시된 동의서(informed consent)의 기본 요소입니다.

- **연구 목적**

  연구를 목적으로 수행된다는 사실과 해당 연구 목적에 대해서 기술합니다. 간결하면서도 충분한 정보를 제공해야 합니다. 연구진은 보다 상세한 정보를 원하는 대상자들을 위한 자료로 제공할 수 있도록 준비해야 합니다.

- **연구 절차**

  연구 목적으로 수행하게 되는 검사와 절차, 중재(intervention)에 대한 설명으로, 연구 참여로 인해 진행되는 일반적인 관리와 절차를 명확히 설명하는 것입니다. 이 정보에는 표준치료와 연구 절차를 비교하는 내용이 포함될 수 있습니다. 예를 들어, 동의 과정에서의 대화나 서면 동의서 서식에 다음과 같은 내용이 포함될 수 있습니다. "연구에 참여하게 되면 다음 달 동안 병원에 4회 방문하셔야 합니다. 그러나 연구에 참여하지 않는다면 다음 달 동안 병원에 1회만 방문하시면 됩니다." 연구 절차는 간단 명료하게 설명되어야 합니다. 예를 들면 다음과 같습니다. "이 연구는 1상(phases) 연구로서, 이는 해당 시험약이 이전에 한 번도 사람에게 투여된 적이 없다는 것을 의미합니다."

■ 연구에 따른 위험과 불편

연구 참여로 인해 연구대상자가 겪게 될 예측 가능한 위험이나 불편을 기술합니다. 물론 여기에는 연구에 참여하지 않았을 경우에 받게 될 표준치료나 절차와의 비교가 포함될 수 있습니다. 예를 들어, "이 연구에서 설명하는 위험은 표준치료에서 발생할 위험과 비슷합니다."와 같은 문장들은 연구진과 예비 연구대상자 사이에 대화를 촉진할 수 있습니다.

■ 잠재적인 이익

연구 참여에서 기대할 수 있는 연구대상자 등에 대한 잠재적 이익에 대한 설명을 말합니다. 동의서에서 대체로 이 부분은 짧게 기술되어 있습니다. 그러나 연구대상자들이 연구의 잠재적인 긍정적 결과에 대해서도 알고 싶어한다는 것을 경험에서 알 수 있었습니다. 물론 연구의 성격에 따라 다를 수 있지만 동의 과정에서의 대화나 동의서 서식에 잠재적인 이익에 대한 설명을 포함할 수 있습니다. 예를 들면 다음과 같습니다. "이 시험약물이 효과가 있을지 알 수는 없지만, 효과가 있다면 귀하의 증상을 완화시킬 수 있고 기대수명도 3개월 정도 연장시킬 수 있습니다."

■ 연구대상자가 선택할 수 있는 다른 치료 방법이나 절차

연구대상자에게 유리할 수 있는 선택 가능한 다른 절차나 치료 방법이 있다면 이를 알려주어야 합니다. 이러한 대체 선택 목록이 동의서를 지나치게 복잡하게 만들 수도 있습니다. 그러나 이러한 정보가 어떤 연구대상자에게는 중요할 수 있으며, 연구자와 이 주제에 대해 논의할 수 있다는 사실을 알려야 합니다. IRB의 역할은 동의서 서식과 동의 과정에서 제공되어야 하

는 정보를 평가하는데 도움을 주는 것입니다. 예를 들면, 해당 내용은 다음과 같이 기술될 수 있습니다. "귀하의 질환을 치료하는 방법으로 치료를 받지 않는 것을 포함하여 선택할 수 있는 다른 치료법들도 있습니다. 연구진은 지금 대체 치료법에 대해 귀하와 상의하거나 다른 임상 의사를 소개해 드릴 수 있습니다."

- 개인정보보호를 위한 대책

연구대상자를 식별할 수 있는 기록에 대한 기밀유지 수준을 명시하는 것을 의미합니다. 특히 민감한 주제나 중요한 정보 수집이 포함된 연구의 경우, 연구대상자의 식별 정보는 적절하게 보호될 것이라는 문구가 동의서에 반드시 포함되어야 합니다. IRB는 자료의 기밀성이 매우 중요한 연구를 식별할 수 있어야 하며, 적절한 보호 조치가 마련되었는지 동의서에 적절히 설명되었는지를 확인해야 합니다.

- 손상에 대한 보상

최소위험을 초과하는 연구의 경우, 손상이 발생한다면 보상 및/또는 의학적 치료가 제공되는지 여부에 대한 설명과 만약 제공된다면 해당 보상 및/또는 의학적 치료 내용 그리고 관련 추가 정보를 얻기 위해 연락할 수 있는 연락처를 명시해야 합니다.

- 연락처 정보

연구에 대한 추가 정보와 연구대상자의 권리에 대한 질문에 답변을 받으려면 누구에게 연락을 해야 하는지와 연구대상자에게 손상이 발생하는 경우에 누구에게 연락을 해야 하는지에 대한 설명이 있어야 합니다.

- 자발적 참여

연구 참여는 자발적이며 참여를 거부하더라도 연구대상자에게 불이익이나 금전적 손실이 없을 것이라는 설명과 연구 참여 중에도 언제든지 불이익이나 금전적 손실이 없이 참여를 중단할 수 있음을 설명하여야 합니다.

- **식별 가능한 개인정보 또는 식별 가능한 인체유래물을 수집하는 연구라면 다음 중 하나를 기술해야 함**

  (i) 식별 가능한 개인정보나 식별 가능한 인체유래물에서 식별자(identifiers)가 제거될 수 있으며, 연구대상자나 법적 권한이 있는 대리인의 추가적인 사전 동의 없이 식별자가 제거된 개인정보나 인체유래물이 향후 연구에 사용되거나 다른 연구자에게 제공될 수 있다는 설명. 또는

  (ii) 연구의 일부로 수집된 대상자의 개인정보나 인체유래물은 식별자를 제거하더라도 향후 연구에 사용되거나 다른 연구에 제공되지 않는다는 설명

- **책임을 회피하는 표현**

  동의서에는 연구대상자 또는 법적 권한이 있는 대리인의 권리를 제한하거나 또는 이를 암시하는 표현 및 연구자나 의뢰자, 의뢰자의 대리인, 연구기관 등의 과실에 대한 책임을 면제해 주거나 이를 암시하는 책임회피적 표현이 포함되어서는 안 됩니다.

해당하는 경우, 추가 구성 요소

- **예상하지 못하는 위험**

  특정 치료나 절차는 연구대상자(또는 대상자가 임신 중이거나 임신 가능성이 있는 경우 배아나 태아)에게 현재로서는 예상하지 못하는 위험을 수반할 수 있다는 설명

- **연구 도중 연구자에 의해 연구대상자의 참여가 중지되는 경우**

  연구대상자의 의사와 관계없이 연구자에 의해 연구대상자의 연구 참여가

중지될 수 있는 경우로 예상되는 상황에 대한 설명

- **추가 비용**

  연구 참여로 발생할 수 있는 추가적인 비용에 대한 설명

- **연구 참여를 중단하는 경우에 받아야 하는 검사 및 절차**

  연구대상자의 연구 참여 철회 결정에 따르는 결과와 연구 참여 중단 시 받아야 하는 검사와 절차

- **새로운 중요한 정보에 대해 대상자에게 알릴 것이라는 사실**

  연구 과정에서 대상자의 연구 계속 참여 여부에 영향을 줄만한 새로운 정보를 알게 될 경우, 연구대상자에게 제공할 것이라는 설명

- **대략적인 목표 연구대상자 수**

  연구에 참여하는 대략적인 연구대상자의 수

- **상업적 이익**

  (식별자가 제거되었더라도) 연구대상자의 인체유래물이 영리 수익 목적으로 사용될 수 있다는 사실과 상업적 이익에 대해 연구대상자와 공유하는지 여부에 대한 설명

- **연구 결과의 제공 여부**

  개별 대상자에 대한 연구 결과를 포함하여 임상적으로 의미 있는 연구 결과를 연구대상자에게 알려줄 것인지 여부와 알려준다면 어떤 조건하에 제공하는지에 대한 설명

- **유전체 전체의 염기서열 분석**

  인체유래물에 대한 연구인 경우, 유전체 전체에 대한 염기서열 분석을 포함하는지 여부에 대한 설명(genome 또는 exome 배열 순서를 밝힐 목적으

로 인간 생식세포 또는 체세포의 염기서열 분석을 시행하는지 여부)

동의서의 기본 요소 목록으로 보통 동의서의 구조나 윤곽이 결정됩니다. 기본 요소 목록의 숫자를 감안하면 동의서가 길어질 수 있는 이유를 쉽게 알 수 있습니다. 긴 동의서가 반드시 복잡하고 난해한 동의서를 의미하는 것은 아닙니다. IRB의 역할은 동의서를 단순화하는 것이지만, 중요하고 강조되어야 하는 연구 핵심 요소들의 식별과 동의 과정에서 연구대상자와 논의되어야 하는 정보의 확인을 위하여 연구진과 협력할 필요가 있습니다. 연구진은 항상 연구대상자와의 질의응답에 준비되어 있어야 하며, 연구대상자가 연구 참여를 결정하기 전에 대상자에게 충분한 정보를 제공하고, 연구 참여 중에도 지속적으로 정보를 제공하도록 최선을 다해야 합니다.

포괄적 동의

포괄적 동의(broad consent)의 사용은 2018년 미국 Common Rule에서 도입되었습니다. 미국 OHRP 지침에 따르면 포괄적 동의의 사용은 식별 가능한 개인정보나 식별 가능한 인체유래물의 2차 사용을 촉진하기 위한 것이며 생체시료 저장소(biospecimen repository)를 개발할 때 고려될 수 있습니다. 포괄적 동의를 받으려면 '제한적 IRB 심사(limited IRB review)'가 필요한데, 이 또한 2018년 Common Rule에서 도입된 새로운 개념입니다. 제한적 IRB 심사는 개인정보보호와 기밀유지에 집중합니다. 포괄적 동의는 연구대상자의 동의 거부 의사가 추적되어야 하는 요건을 만족해야 하며 IRB에서 2차 사용에 대한 동의를 면제할 수 없다는 점도 유념해야 하므로 매우 복잡합니다. 따라서 이런 형태의 동의를 최적으로 구현하기는 쉽지 않습니다. 포괄적 동의를 사용하기 전에 규제 요건과 제도적인 인프라에 대한 철저한 검토를 제안합니다. 연구자가 포괄적 동의를 사용하고자 하는 경우, 동의서에 포함되어야 하는 요소는 다음과 같습니다.

포괄적 동의의 요소 45 CFR 46.116(d)

- 합리적으로 예측 가능한 위험; 연구대상자 등에게 합리적으로 기대되는 이익; 기밀유지 보호 장치; 연구 참여는 자발적이며 불이익 없이 그만둘 수 있다는 사실. 해당되는 경우, 상업적 이익 및 연구대상자와의 이익 공유 여부, 유전체 전체의 염기서열 분석이 연구에 포함될 수 있는지 여부에 대한 설명
- 식별 가능한 개인정보 또는 식별 가능한 인체유래물을 이용하여 수행될 수 있는 연구 유형에 대한 일반적인 설명
- 연구에 이용될 식별 가능한 개인정보 또는 식별 가능한 인체유래물에 대한 설명; 해당 개인정보 및 인체유래물이 공유될 것인지 여부; 해당 정보 및 인체유래물을 이용해 연구를 수행할 기관이나 연구자 유형에 대한 설명
- 식별 가능한 개인정보 또는 식별 가능한 인체유래물의 저장 및 보유기간(영구적 이용 포함)에 대한 설명, 식별 가능한 개인정보 또는 식별 가능한 인체유래물이 연구 목적으로 사용될 수 있는 기간(영구적 이용 포함)에 대한 설명
- 연구대상자에게 개별 연구과제에 대한 상세정보가 제공되지 않는 경우, 연구 목적을 포함하여 연구대상자의 식별 가능한 개인정보나 식별 가능한 인체유래물이 사용되는 연구과제에 대한 상세 정보가 대상자에게 별도로 공지되지 않는다는 사실에 대한 설명, 또한 그 중 일부 연구는 연구대상자가 참여에 동의하지 않은 연구일 수도 있다는 사실
- 어떤 상황이더라도 연구대상자에게 제공될 것이라고 알려진 것이 아니라면, 개별 대상자에 대한 연구 결과를 포함하여, 임상적으로 의미 있는 연구 결과가 연구대상자에게 제공되지 않을 수 있다는 설명

- 연구대상자의 권리에 대한 정보를 얻고자 하거나 신원 확인이 가능한 개인 정보 또는 인체유래물의 보관과 사용에 대한 문의처 그리고 연구 관련 피해 발생 시 연락해야 하는 사람

참고문헌

Protection of Human Subjects, 45C.F.R.§46.116(2018). https://www.ecfr.gov/ cgi-bin/retrieveECFR?gp=&SID=83cd09e1c0f5c6937cd9d7513l60fc3f&pitd=20180719&n=pt45.1.46&r=PART&ty=HTML#se45.1.46_1116

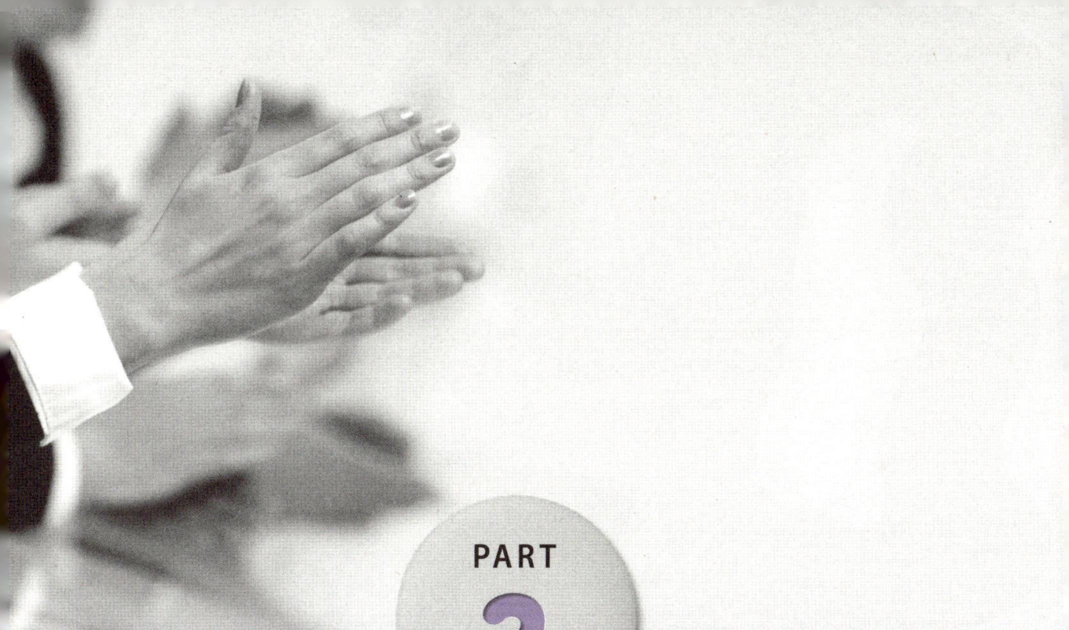

PART 2

정규심사

FULL-COMMITTEE IRB MEETING

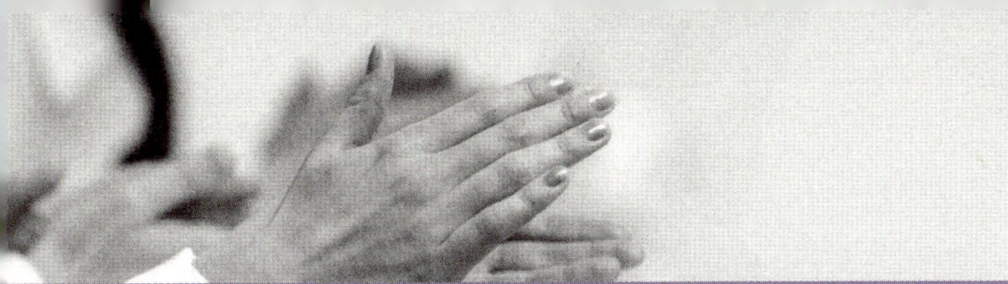

CHAPTER 2.1

정규심사 참석 전, IRB 위원의 업무

The Work Before an IRB Meeting

정규심사에 참석하기 전

- 적어도 회의 이틀 전에 심사 자료를 검토하십시오.
- IRB 회의는 정보를 모으는 자리가 아니라, 문제점을 논의하고 결정하기 위한 자리입니다.
- 궁금한 질문에 대한 해답은 IRB 회의 전에 미리 준비해 두어야 합니다.
- 검토해야 할 연구계획서에 대해 IRB 회의 전에 연구자 및 다른 IRB 위원들, 자문위원들과도 논의하십시오.
- 심사 과정을 원활히 하고 연구자와 IRB 간 상호 존중의 증진을 위하여 연구자와 연구에 대해 논의하는 것을 주저하지 마십시오.
- 연구계획서에 우려되는 부분이 있다면, 회의 전에 IRB 위원장과 다른 IRB 심사자들에게 알리십시오.
- IRB 회의에 연구자 참석이 필요한지 여부에 대해 결정하십시오.
- IRB 심사 신청서나 동의서 문구에 변경이 필요하다고 판단되면, 원하는 방식의 변경안을 작성하여 회의에 가져오시기 바랍니다.

IRB 심사의 황금률: IRB 회의 전에 모든 검토를 마치십시오.

이 장에서는 정규심사(full committee IRB meeting) 전에 대부분의 IRB 심사를 수행하는 것이 중요하다는 점을 강조하고자 합니다. 윤리적인 문제를 확인하고 평가하는 것은 시간이 많이 걸리고 복잡한 과정인 경우가 많습니다. IRB 위원 업무를 효과적으로 수행하기 위해서는 IRB 회의 전에 심사 안건에 대해 전체적인 검토를 마칠 수 있어야 합니다. 이 장에 나와 있는 가이드라인은 모든 유형의 심사(초기심사, 변경심사, 지속심사) 안건에 적용됩니다. 주 심사자(primary reviewer) 제도를 활용하는 IRB라면, 이 가이드라인은 심사 안건을 배정받은 IRB 위원들에게 직접적으로 해당됩니다. 연구대상자 보호에 중요한 기여를 하기 위하여 다음의 IRB 심사 황금률(golden rule)을 따르는 것이 중요합니다: "IRB 회의 전에 모든 검토를 마치십시오." IRB 심사의 황금률을 따르기 위한 구체적인 지침은 다음과 같습니다.

적어도 회의 개최 이틀 전에 심사 자료를 검토하십시오.

회의 전날 밤까지 심사 자료가 IRB 위원에게 전달되지 않아 기다려야 한다면, IRB가 적절하게 운영될 수 없습니다. 필요한 심사 자료는 적어도 회의 개최 1주일 전까지 모든 IRB 위원들에게 제공되는 것이 바람직합니다. 심사 자료 검토를 위해 적어도 최소 이틀은 보장되어야 합니다.

IRB 회의는 정보를 모으는 자리가 아니라, 문제점을 논의하고 결정하기 위한 자리입니다.

IRB가 효과적으로 운영되려면 정규심사의 회의 시간은 문제점을 깊이 논의하고 연구대상자 보호에 유의한 영향을 미칠 수 있는 어려운 결정을 내리는데 사용되어야 합니다. 회의 전에 마무리할 수 있는 일들로 정규심사 시간을 낭비하지 말아야 합니다.

궁금한 질문에 대한 해답은 IRB 회의 전에 미리 준비해 두어야 합니다.

충분한 IRB 검토를 위해서 일반적으로 연구계획에 대한 명확화나 추가적인 정보가 필요합니다. 그러나 이러한 활동의 대부분은 IRB 회의에서 진행하기에는 적절하지 않습니다. IRB 위원장은 IRB 위원에게 검토에 대한 기대치를 미리 제시하는 것이 바람직하며, IRB 위원은 각자에게 배정된 안건에 대해 회의 전에 미리 검토하고 IRB 회의에서 해당 안건에 대해 어떻게 의결해야 할지에 대해 충분한 근거자료를 가지고 권고안까지 염두에 두고 회의에 참석해야 합니다.

검토해야 할 연구계획서에 대해 IRB 회의 전에 연구자나 다른 IRB 위원들, 자문위원들과도 논의하십시오.

이는 특히 신규 연구과제를 심사할 때에 해당되지만, 복잡하거나 골치 아픈 다른 종류의 안건 심사에도 적용됩니다. 안건 검토를 위하여 해당 연구에 대해 전문가가 되어야 하는 것은 아닙니다. 검토 중인 연구의 유형에 대해 잘 알고 있는 IRB 위원이더라도, 충분한 자료를 바탕으로 적절한 결정을 내리기 위해서는 다른 사람들과 의견을 나누어야 합니다.

연구자와 연구계획에 대해 논의하는 것을 주저하지 마십시오.

연구자와 IRB 위원 사이의 협력적 상호작용(collegial interaction)은 매우 중요합니다. 이러한 과정을 통해 IRB 심사는 원활하게 진행되고, 기관 내 IRB 심사 체계에 대해 존중하는 문화도 증진됩니다. IRB 위원장이나 IRB 사무책임자는 추가 자료를 얻거나 관련 사항을 명확히 하기 위해 IRB 위원이 연구자에게 직접 연락하는 것을 적극 권장해야 합니다. 물론 추가 자료를 얻고 싶어도 연구자와 연락할 시간이 없거나 또는 그런 방식을 선호하지 않는 IRB 위원이 있다면, IRB 사무국이 중개자 역할을 해야 합니다. 연구자가 IRB 위원과 논의하는 것을 거부하거나, 중요한 윤리 문제에 대해 타당한 이유(justification)나 설명(clarification)을 요구하는 것을 비난하는 경우도 있습니다. 이것은 기관 내 IRB의 연구대상자 보호 시스템을 존중하지 않는 행위로, IRB 결정 시 고려되어야 하는 중요한 정보입니다.

연구계획서에 우려되는 부분이 있다면, 회의 전에 IRB 위원장과 다른 IRB 심사자들에게 알리십시오.

IRB 심사자는 회의 전에 우려 사항을 해결하기 위해 최선을 다해야 합니다. 그럼에도 회의에서 논의해야 할 사안은 존재하기 마련입니다. 논란이 있거나 잠재적으로 골치 아플 수 있는 문제들과 사투를 벌이는 것은 IRB에서 일상적인 일입니다.

회의 전에 혼자 해결할 수 없는 문제가 있다면, 우려되는 부분을 IRB 위원장과 다른 IRB 심사자들에게 미리 알려야 합니다. 이를 통해 다른 심사자들도 충분한 정보를 가지고 회의에서 논의를 진행할 수 있습니다.

IRB 회의에 연구자 참석이 필요한지 여부에 대해 결정하십시오.

연구자가 회의에 참석하는 것이 유용할 것으로 판단된다면, IRB 사무직원에게 가능한 한 충분한 시간적 여유를 주고 연구자의 참석을 요청하여야 합니다. 연구자에게 IRB 회의에 참석을 요구하는 가장 흔한 이유는 회의 전에 해결되지 못한 중요한 문제를 논의하기 위해서입니다. 또 다른 경우는 논란의 여지를 없애기 위해 IRB 위원이 연구계획서를 설명하는 것보다 연구자가 직접 설명하는 것이 중요하다고 생각되는 상황입니다. 연구자에게 회의 참석을 요청하는 경우, 주 심사자(primary reviewer)는 연구자에게 회의 참석이 필요한 이유에 대해 사전에 설명해야 합니다.

IRB 심사 신청서나 동의서 문구에 변경이 필요하다고 판단된다면, 원하는 방식의 변경안을 작성하여 회의에 가져오시기 바랍니다.

IRB 회의 시간은 복잡하거나 논란이 많은 문제들에 대해 집중하여 사용해야 합니다. 제출된 심사 신청서의 기입 내용 수정이나 연구계획서 문구 변경을 이유로 IRB 심사 결정을 보류한다면, IRB 심사 절차에 대한 신뢰가 무너질 수 있습니다. IRB 회의는 동의서의 문구 같은 것을 가다듬는데 회의 시간을 낭비할 수 있는 곳이 아닙니다. 심사 신청서 수정이나 문구 변경은 IRB 회의 전에 연구자와 대부분 해결되어야 합니다. 필수 변경이 회의 이전에 이루어지기 어려운 경우라면, IRB 위원은 계획서가 어떻게 변경되어야 하는지 명확한 권고안을 작성하여 회의에 참석해야 합니다.

CHAPTER 2.2

신규 연구계획서 심사

Reviewing a New Research Study

신규 연구계획서 심사를 위한 체계적 접근 방법

제출 서류 심사의 순서를 정합니다:

1. 동의서를 먼저 읽어보십시오. 하지만 메모를 하거나 수정하지는 않습니다.
2. 연구계획서 요약을 읽어보십시오.
3. 전체 연구계획서와 별첨 자료를 자세히 읽어보십시오. 이제부터 필요한 사항은 메모하시기 바랍니다.
4. 동의서를 다시 읽습니다.

심사자용 점검 서식을 사용하십시오.

시나리오: 신규 연구계획서에 대한 주 심사자(primary reviewer)로 배정되었습니다. 며칠 뒤에 있을 IRB 정규심사 안건이므로 제출 자료를 검토하기 위해 자리에 앉았습니다. 심사 신청서와 연구계획서 요약, 연구계획 절차에 대한 문서, 동의서 등이 포함된 많은 양의 서류를 보고 있습니다. 먼저 무엇을 읽을지, 심사 의견을 어떻게 구성할지 결정해야 합니다. 이 장에서는 심사 과정을 보다 효과적이고 효율적으로 할 수 있는 접근 방식을 제안하고자 합니다.

제출 서류를 심사하기 위한 체계적 접근 방법

제출 서류를 심사하기 위해서는 확립된 체계를 마련해 두어야 합니다. 적합한 방법은 사람마다 다를 수 있으므로 본인에게 가장 잘 맞는 방법을 사용해야 합니다. 경험이 많은 IRB 위원들은 다음과 같은 방식을 선호합니다:

1. **동의서를 먼저 읽어보십시오.**
   동의서는 잠재적인 연구대상자에게 쉬운 단어로 연구의 주요 내용을 설명하기 위해 만들어진 문서입니다. 그러므로 연구계획서에 쉽게 접근할 수 있는 좋은 자료가 될 수 있습니다. 처음 읽을 때부터 메모를 하거나 표현을 수정하려고 하지 마십시오. 지금 동의서를 읽는 목적은 전반적인 연구 설계를 파악하기 위해서입니다.

2. **연구계획서 요약을 읽어보십시오.**
   동의서를 기반으로 연구의 개요를 파악한 후, 연구계획서 요약을 검토합니다. 연구계획서 요약은 IRB 심사 신청 시 제출하는 서류로, 연구자가 IRB 심사를 용이하게 할 수 있도록 연구의 주요 내용을 요약해 둔 것입니다.

3. **이제 연구계획서와 별첨 자료를 읽어보시기 바랍니다.**
   IRB 신청서에 기재된 정보를 구체적으로 확인할 수 있는 자료를 살펴 보시기 바랍니다. 예를 들어, 주 심사자라면 의뢰자가 제출한 연구계획서의 전체 자료를 받게 됩니다. 치료 방법이나 연구 절차를 뒷받침하는 과거 연구 자료와 통계 검정력 분석, 세부 선정/제외 기준, 모집 공고문 등에 대한 정보가 함께 제공됩니다.

4. **동의서를 다시 읽습니다.**
   이번에는 연구자에게 제안할 수정사항이나 질문 등을 기록하면서 읽어보시기 바랍니다.

IRB 심사자용 점검 서식의 사용

심사자용 점검 서식(reviewer template)은 신규 연구계획서를 검토할 때 IRB 심사자가 평가해야 하는 주요 사항이나 질문들을 기재해 놓은 문서입니다. 점검 서식을 활용하면 IRB 심사가 체계화될 수 있고 해결된 문제와 해결되지 않은 문제를 기억하는 데 도움이 됩니다. 또한 검토한 내용을 정규심사에서 발표할 때도 유용하며, 자세한 검토가 수행되었다는 증빙 서류로서 IRB 서류철에 보관될 수 있습니다. 많은 심사자들이 본인에게 가장 적합한 형식으로 자신만의 점검 서식을 만들기도 하지만, IRB 사무국에 따라 모든 심사자들에게 동일한 점검 서식을 사용할 것을 요청하기도 합니다. 즉, 심사자용 점검 서식을 사용하는 주된 목적은 심사자가 연구계획을 평가하고 다른 IRB 위원에게 설명할 때 활용하기 위한 것으로서, 점검 서식은 가능한 한 짧고 간단하게 만드는 것이 유용합니다.

IRB 주 심사자용 점검 서식

심사자: ____________________ 심사일: ____________________

연구과제명/과제번호: ____________________

의뢰자: ____________________

요약(연구 목적, 배경, 시험군 수, 대조군, IND 등):

1. 연구대상자에 대한 위험이 최소화되었다.
2. 연구대상자에 대한 위험이 기대 이익과 연구 결과로부터 얻어지는 지식의 중요성을 고려했을 때 합당한 수준이다.
3. 연구대상자 선정이 공정하다.
4. 동의 서식: 필수적인 항목이 명확하게 기술되어 있는가?

IRB 주 심사자용 점검 서식(계속)

5. 동의 과정: 동의 취득 과정이 정확하게 설명되었고 적절한가?
6. 연구계획서에 연구대상자의 안전을 보장하기 위해 수집한 자료에 대한 적절한 모니터링 계획이 마련되어 있다.
7. 연구대상자의 개인정보를 보호하고 데이터 기밀유지를 위한 적절한 계획이 마련되어 있다.
8. 일부 또는 모든 연구대상자들이 소아나 수감자, 의사결정 능력이 제한된 사람들 또는 경제적 · 교육적 측면에서 불리한 사람들과 같이 강요나 부당한 영향에 취약할 가능성이 있는 경우, 이들의 권리와 복지를 보호하기 위한 추가적인 보호 장치가 연구에 포함되어 있다.

논의가 필요한 의견(comments for discussion):

CHAPTER 2.3

동의 절차와 동의서

Reviewing the Consent Form and Process

IRB 위원의 심사 시 고려 사항

- 동의서 필수 항목이 동의서에 명시되어 있는지 확인합니다.
- 한 페이지 분량의 동의서 내 연구 요약을 검토합니다.
- 동의서에서 중요한 사항에 대해서만 고치도록 요청합니다.
- 사소한 수정은 IRB 사무직원이 편집할 수 있도록 전달합니다.
- IRB 회의 전에 중요한 수정사항은 연구자와 미리 논의합니다.
- 동의서에 일상적이고 평이한 용어를 사용하는지 확인합니다.
- 동의 절차가 적절한지 확인합니다.

IRB 회의에서 위원들이 동의서 내용과 동의 절차 설명에 대한 논의에 집중하는 것이 중요합니다.

동의서 필수 항목이 동의서에 명시되어 있는지 확인합니다.

IRB 사무직원이 확인할 수 있지만, 1차 심사자는 연방 규정에서 요구하는 정보가 동의서에 명시되어 있는지 확인해야 합니다. 동의서 필수 항목의 목록은 1.7장에서 제공하는 정보를 참고합니다.

한 페이지 분량의 연구 요약이 필요합니다.

많은 동의서에서의 문제점은 복잡하고 글자의 밀집도가 높다는 점입니다. 개정된 미국의 Common Rule은 연구에 대한 주요 정보를 동의서의 시작 부분에 명확하고 간결한 형식으로 기술하여 제공해야 한다는 것을 보여줍니다. 위험 수준이 최소위험(minimal risk)을 초과하는 연구인 경우, 연구 참여 여부와 관련한 의사결정에 영향을 미칠 수 있는 가장 중요한 정보를 간단하게 설명하는 연구 요약(한 페이지 이하)으로 동의서의 구성이 시작되는 것이 좋습니다. 미국 Common Rule(2018)의 서문은 동의서에 문맥의 이해와 핵심으로 고려되어야 할 정보로 자발성, 목적, 기간, 절차, 위험, 이익, 대안을 포함하도록 제시하고 있습니다. 연구대상자에게 제공되는 주요 정보는 각 연구의 특성을 기반으로 합니다. IRB 회의 중에 주요 정보를 파악하고, 연구 요약이 명확하게 서술되어 있는지 확인하는 논의는 연구대상자에게 제대로 된 정보를 제공하게 된다는 점에서 중요합니다.

중요한 사항에 대해서만 고치도록 요청합니다.

동의서에서 사소하고 중요하지 않은 내용을 고치고 싶은 충동을 억제하십시오. 수정을 고려할 때, "이 수정이 연구대상자 보호에 중요한 영향을 미칠 가능성이 있는가?"라는 측면에서 생각해보고, 만약 대답이 "아니오"라면 수정하지 않는 것이 바람직합니다.

사소한 수정사항은 기록하여 IRB 회의 전에 전달합니다.

동의서를 수정하려면 IRB 회의 전에 수정사항을 기록하십시오. 사소한 수정사항은 IRB 사무직원에게 직접 제출할 수 있으며 IRB 회의에서 설명하지 않아도 됩니다.

IRB 회의 전에 중요한 수정사항은 연구자와 미리 논의합니다.

연구대상자에 대한 심각한 위험이 생긴다든지 잠재적인 이익이 없어지는 문제에 대해 실질적인 수정을 바란다면 IRB 회의 전에 연구자와 수정사항을 논의하도록 노력하시기 바랍니다. IRB가 결정을 내리기 전에 모든 당사자들이 자신의 견해를 설명할 수 있도록 회의 전에 쟁점을 파악하는 것이 필요합니다.

일상적이고 평이한 용어를 사용하는지 확인합니다.

동의서는 일상적인 용어로 작성되어야 합니다. 일상적이고 평이한 용어(lay language)라는 것에 대한 정확한 정의는 어렵지만, 연구대상자 모집단(population)이 정보를 이해할 수 있도록 동의서가 작성되어야 합니다. 동의서는 연구에 대한 전체 정보를 충분히 상세하게 제공해야 하며, 동떨어진 사실의 목록을 제공하는 것이 아니라, 예비 연구대상자가 연구 참여 결정을 내리는데 도움이 되는 방식으로 동의서가 구성되고 작성되어야 합니다.

동의 절차

벨몬트 보고서에서는 동의 절차의 세 가지 핵심 요소를 정보(information), 이해(comprehension), 자발성(voluntariness)으로 정의합니다(The National Commission for the Protection of human Subjects of Biomedical and Behavioral Research, 1979).

연구 참여 여부에 대해 개인에게 정보에 근거한 결정을 내릴 수 있는 기회를 주는 것이 윤리적인 연구를 수행하는 초석입니다. 동의가 유효한지를 어떻게 보장하고, 동의서의 서명이 실제로 제공된 정보를 이해한 연구대상자의 유효한 동의가 맞는지에 대한 질문은 수십 년간 연구공동체에서 논쟁의 주제였습니다. 연구자들은 동의서를 통해 예비 연구대상자에게 정보를 제공할 수 있습니다. 그러나 설명한 바와 같이 동의서는 분량, 세부사항, 복잡성의 증가로 이해를 높이기보다 오히려 저하시킬 수 있습니다. 이해의 수준을 평가할 수 있는 추가 수단이 없는 상태에서 문서에만 의존하는 것은 유효한 동의를 얻는 가장 효과적인 방법이 아닐 수 있습니다.

연구진은 예비 연구대상자와 충분히 논의를 하고 연구에 참여 여부를 결정하기 위해 생각할 충분한 시간적 여유를 제공해야 합니다. 연구 참여 전과 참여 이후에도 이러한 상호관계는 연구자와 연구대상자 간의 신뢰를 기반으로 하는 관계를 만들 수 있게 됩니다.

연구자는 잠재적인 연구대상자를 교육하고, 이들이 선택 가능한 사항들을 생각할 수 있도록 돕고, 연구의 목적, 연구 참여 시 위험과 잠재적 이익, 연구 참여 시 요구되는 사항에 대해 정확히 이해하도록 해야 하는 책임이 있습니다.

그러므로 연구계획서에는 동의 절차와 관련된 정보가 제공되어야 합니다. 예를 들어, 연구계획서에는 누가 동의를 얻고, 어디에서 동의 과정을 진행할 것인지와 대상자 등록 일정에 대한 내용이 포함되어야 합니다. 또한 동의 절차에서 연구대상자가 동의 내용을 제대로 이해하고 있는지를 다시 확인하는 학습자 주도 재교육(teach back)과 같은 기술이 제안되기도 합니다. 동의 절차를 어떻게 진행하는 것이 좋을지에 대한 평가는 연구의 특성을 바탕으로 검토하고 결정하는 것이 좋습니다. 앞으로 동의 절차에 대한 평가, 주요 정보에 대한 결정, 연구 요약 내용에 대한 평가나 개발과 관련된 IRB의 역할이 증대될 수 있습니다(이를 통해 동의서의 문장에만 집중하는 성향을 줄일 수 있습니다).

참고문헌

The National Commission for the Protection of Human Subjects of Biological and Behavioral Research. *The Belmont Report: Ethical principle and guidelines for the protection of human subjects of research,* https://www.hhs.gov/ohrp/regulation-and-policy/belmont-report/index.html

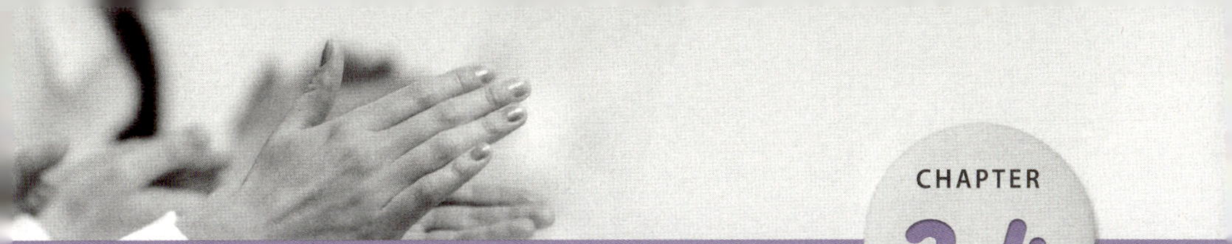

CHAPTER 2.4

지속심사

Continuing Review of Research

지속심사 가이드라인

- 위험 평가와 모니터링
- 정보에 근거한 동의 절차의 적절성 평가
- 연구자와 기관에 대한 쟁점 평가
- 연구 진행 평가

2010년 미국 연구대상자보호국(OHRP)에서 IRB 지속심사 관련 지침 정보를 개정한 바 있습니다. 이 정보는 여전히 IRB를 위한 유용한 지침으로 사용되고 있습니다. 이 장의 내용은 2010 OHRP 지침문서에서 발췌하였습니다.

진행 중인 연구에 대한 IRB 지속심사 시 주요 고려 사항

진행 중인 연구에 대해 지속심사를 시행하면서 해당 연구가 IRB 승인 기준을 여전히 충족하고 있는지를 평가할 때, IRB는 다음의 네 가지 측면에 특히 주의

를 기울여야 합니다:

- 위험 평가(risk assessment)와 모니터링
- 정보에 근거한 동의 절차의 적절성 평가
- 연구자와 기관에 대한 쟁점(institutional issues) 평가
- 연구 진행 평가

위험 평가와 모니터링

지속심사 시, IRB의 가장 중요한 고려 사항 중 하나는 새로운 정보의 유무에 대한 부분으로, 이는 연구자에 의해 제공되거나, 다른 경로를 통해 IRB에 제공될 수도 있습니다. 이러한 정보가 중요한 이유는 (1) 연구대상자에 대한 위험이 최소화되었고, (2) 연구대상자에 대한 위험이 예상 이익에 비추어 허용할 만하다고 판단했었던 이전 IRB 결정을 변경시킬 수도 있기 때문입니다. IRB의 지속심사 절차는 IRB 마지막 승인일 이후, 연구자나 모니터링 담당 기관[예: 연구 의뢰자나 협력기관, 통계센터, DSMB (data and safety monitoring board), DMC (data monitoring committee)] 또는 그 밖의 기타 경로를 통해 수집된 모든 관련 정보를 검토하는 것입니다. 대부분의 경우, 이전 IRB 승인 이후 발생한 예상하지 못한 문제에 대한 정보는 지속심사를 진행할 때 연구 관련 위험/이익 평가에 반영될 것입니다.

또한 지속심사 시, 연구대상자의 안전 보장을 위한 연구 자료 모니터링 계획이 기존 의도대로 실행되고 작동 중인지 확인할 수 있습니다(예를 들어, IRB는 연구자에게 기존 승인된 연구계획서에 명기된 모니터링 담당 기관으로부터 받은 보고서를 제출하도록 요청할 수 있습니다).

정보에 근거한 동의 절차의 적절성 평가

IRB는 지속심사를 할 때, 연구자가 제출한 연구대상자 동의서 샘플 사본을 검토하여 연구자가 가장 최신의 IRB 승인 버전을 사용하고 있는지, 해당 연구에 대한 가장 정확한 최신 정보를 제공하고 있는지를 확인해야 합니다. OHRP는 IRB가 승인한 최신 동의서 버전을 쉽게 식별하는 방법을 사용하는 것을 권장합니다[예: 날짜 스탬프, 버전 번호(version number), 해당 버전이 승인된 시기를 알 수 있는 서명 및 서명일자 기록 문서].

지속심사는 어떤 새로운 의미 있는 정보가 있는지 여부와 연구에 등록된 기존 연구대상자들에게 알려야 하는 정보인지를 결정할 수 있는 기회를 IRB에 제공합니다(예: 중요한 새로운 독성 정보나 연구 자료 분석 중 발견된 연구 절차와 관련된 새로운 이상반응 정보; 연구대상자에게 유리할 수 있는 대체치료법에 대한 새로운 정보).

연구자와 기관에 대한 쟁점 평가

지속심사 시, IRB는 진행 중인 연구에서 연구자와 기관에 대해 다음 사항을 고려해야 합니다.

- 연구자의 상황이나 자격의 변화(예: 병원에서 자격정지, 의사면허 상태 변동, 연구자가 진행하는 연구과제 수의 증가)
- 연구자의 연구 수행과 관련된 불만 사항의 평가, 조사 및 해결
- 기관의 의무(예: 인력 및 재정 자원, 시설의 적절성)나 관련 법규, 미국 주정부법 및 지방법 또는 임상적 기준의 측면에서 볼 때 제안된 연구의 허용 가능성의 변화
- 미국 연방법 45 CFR 46.109(e)에 따라 수행된 연구에 대한 제3자 관찰 보고서

연구 진행 평가

IRB에서 승인한 연구계획서와 지속심사 검토 자료의 일치 여부에 대한 확인

지속심사 시, IRB는 연구자가 제출한 정보가 IRB에서 이전에 승인한 연구계획서와 일치하는지 여부를 확인하여야 합니다. 만약 해당 정보에서 연구자가 IRB에서 승인한 연구계획서나 IRB의 요구사항이나 결정에 따라 연구를 진행하고 있지 않다고 추정된다면, IRB는 연구의 재승인을 보류하거나, 제한된 기한(예: 1개월) 동안만 연구를 재승인하여 명백한 불일치에 대해 연구자가 소명하도록 해야 합니다.

등록된 전체 연구대상자의 수

연구계획에 대한 초기 검토의 일환으로 일반적으로 IRB는 연구대상자의 예상 등록 수 및 예상 등록률을 포함하여 연구계획서를 승인합니다. 지속심사 시, 연구에 등록된 연구대상자의 수에 대한 정보를 파악하게 되면 IRB에서 승인한 연구계획서에 기술된 연구대상자의 예상 등록 수와 일치하는지 여부를 확인할 수 있습니다. 만약 실제 등록률과 예상 등록률 사이에 현저한 차이가 있다면, 해당 연구계획에 대해 재평가해 볼 만한 문제점이 있다는 것을 시사하는 것일 수 있고 또한 해당 연구로 과학적으로 충분한 해답을 얻을 수 없음을 시사하는 것일 수도 있습니다.

연구대상자의 중도 탈락

연구대상자는 언제라도 다양한 이유로 연구 참여를 중단할 수 있습니다(예: 중대한 이상반응, 연구자와의 갈등, 교통편 문제 등).

일반적으로 IRB 지속심사에서는 다음과 같은 사항을 검토해야 합니다.

- 참여를 중단한 연구대상자의 수
- 중도 탈락에 대한 간략한 사유(알고 있는 경우)

이러한 정보에 대한 검토는 연구 수행과 관련된 문제를 파악하는데 도움이 됩니다. 예를 들어, 중대한 이상반응으로 인해 연구대상자의 중도 탈락 비율이 높은 연구는 연구 참여에 따른 위험 수준이 예상했던 것보다 크다는 것을 나타내며, 연구대상자에 대한 위험이 최소화되지 않았거나, 기대 이익과 예상되는 연구 결과의 중요성을 고려할 때, 위험이 합리적인 수준이 아니므로 연구의 지속을 승인하기 어렵다고 결론지을 수 있습니다.

참고문헌

Office for Human Research Protections (OHRP). (2010). *Continuing review guidance*. http://www.hhs.gov/ohrp/regulations-and-policy/guidance/guidance-on-continuing-review-2020/index.html

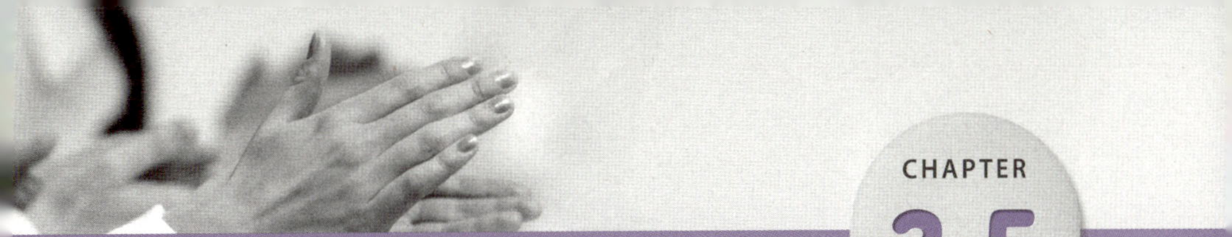

CHAPTER 2.5

연구계획서 변경

Protocol Revisions

연구계획서 변경 심사 가이드라인

1. 변경 내용을 다음과 같이 분류합니다:
   - 행정 절차와 관련된 세부 사항
   - 연구대상자 선정/제외 기준
   - 검사 빈도와 방법
   - 결과 변수
   - 연구계획 중지와 변경 기준
   - 동의 문서
   - 연구대상자 모집 절차
2. 해당 변경으로 인해 현재 등록된 연구대상자에 대한 위험이 증가되는지 여부를 판단합니다.
3. 해당 변경으로 인해 앞으로 등록될 연구대상자에 대한 위험이 증가되는지 여부를 판단합니다.
4. 동의서가 함께 변경되어야 하는지 또는 동의서 변경이 제출되었다면 해당 내용이 적절한지를 판단합니다.
5. 현재 등록된 연구대상자로부터 재동의를 받아야 하는지를 판단합니다.
6. 해당 변경으로 인해 현재(또는 미래)의 연구대상자에 대한 위험이 증가된다면, 신규 계획의 승인 기준을 여전히 충족하고 있는지 확인해야 합니다.

미국 연방법에 따르면, 연구의 모든 변경 사항은 시행 전에 IRB 승인을 받아야 합니다. 최소위험 수준의 변경 사항은 IRB에서 신속심사로 심사할 수 있지만, 연구대상자에 대한 위험을 유의하게 증가시킬 수 있는 변경 내용은 정규심사에서 논의하여 승인하여야 합니다. 이러한 이유로 IRB 위원은 정규심사 회의 때 계획서 변경 건도 별도의 심사 안건으로 배정받게 됩니다.

변경 계획의 승인 기준은 신규 계획의 승인 기준과 동일합니다. 마찬가지로, 제출된 동의서 변경도 신규 계획 심사 시, 동의서에 대해 요구되는 승인 기준을 모두 충족시켜야 합니다. 대부분의 IRB는 변경 내용을 심사하기 위해 별도의 서식을 사용합니다. 다음은 변경 계획을 심사할 때, IRB 위원들이 중점을 두어야 하는 주요 사항입니다.

1. 변경 내용은 다음 중 어디에 해당합니까?
    - 행정 절차와 관련된 세부 사항(연구진 변경, 연락처 변경 등)
    - 연구대상자 선정/제외 기준
    - 검사(testing) 빈도 또는 방법(새로운 설문 추가, 채혈 빈도의 증가 등)
    - 결과 변수(treatment parameters)
    - 연구계획 중지와 변경 기준
    - 동의 문서(consent document)
    - 연구대상자 모집 절차(사례금 지불 일정, 연구대상자 모집 광고 등)

2. 해당 변경으로 인해 현재 연구에 등록된 연구대상자에 대한 위험이 증가합니까? 아래의 답변 중 하나를 선택하십시오.
    - 연구대상자에 대한 위험을 증가시키지 않습니다.
    - 연구대상자에 대한 위험은 최소위험 수준입니다.
    - 연구대상자에 대한 위험은 최소위험을 초과합니다.

3. 해당 변경으로 인해 앞으로 등록될 연구대상자에 대한 위험이 증가합니까? 아래의 답변 중 하나를 선택하십시오.
   - 연구대상자에 대한 위험을 증가시키지 않습니다.
   - 연구대상자에 대한 위험은 최소위험 수준입니다.
   - 연구대상자에 대한 위험은 최소위험을 초과합니다.

4. 동의서 변경이 제출되지 않았으나 동의서도 함께 변경되어야 하는 경우입니까?

5. 현재 등록된 연구대상자로부터 재동의를 받아야 하는 경우입니까? 만약 그렇다면, 어떻게 진행되어야 하는지에 대한 방법이 기술되어 있습니까?

6. 해당 변경으로 인해 현재(또는 미래)의 연구대상자에 대한 위험이 증가된다면, 변경 계획은 신규 계획의 승인 기준을 여전히 충족합니까?

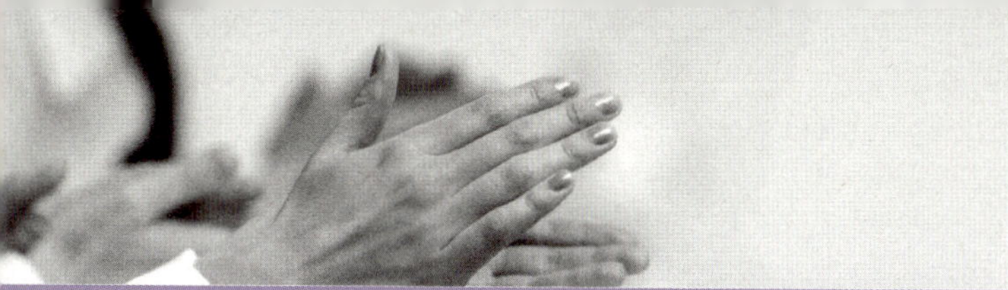

CHAPTER 2.6

자료 및 안전성 모니터링과 예상하지 못한 문제에 대한 심사

Data and Safety Monitoring and Review of Unanticipated Problems Involving Risk

자료 및 안전성 모니터링과 예상하지 못한 문제에 대한 심사 가이드라인

- IRB의 역할은 연구대상자의 안전성 확보를 위해 수집된 자료들에 대한 적절한 모니터링 계획이 연구계획에 마련되어 있는지 확인하는 것입니다.
- 예상하지 못한 문제로서 연구 절차와 인과관계의 가능성이 있고 연구대상자에 대한 위험이 알려진 수준보다 더 높은 것으로 판단되는 경우, IRB에 보고되어야 합니다.
- IRB는 연구 참여에 따른 위험/이익 프로파일을 평가하고, 다음 사항들을 결정해야 합니다:
  - 연구계획서 또는 동의서 수정이 필요합니다.
  - 현재 등록된 연구대상자에게 연락이 필요합니다.
  - 연구에 대한 보다 면밀한 모니터링을 위하여 IRB 지속심사의 주기나 지속심사의 성격을 변경해야 합니다.

IRB 연구 승인 기준 중 하나는, 연구대상자의 안전을 확보하기 위해 수집된 자료에 대한 모니터링 계획이 연구계획에 적절히 마련되어 있는지 확인하는 것입니다. 이는 자료 안전성 모니터링 위원회(data safety monitoring board,

DSMB)로서의 역할을 IRB가 수행해야 한다는 의미가 아니고, 오히려 연구 특성에 따라 연구책임자나 자료 모니터링 위원회(data monitoring committee) 또는 독립적인 DSMB 등에 의해 모니터링이 관리되어야 함을 의미합니다. IRB에서 모니터링 계획을 승인하면, 이후 IRB는 보통 1년마다 수집된 데이터를 요약한 연간 보고서를 제출받아 해당 보고를 바탕으로 연구의 위험/이익 프로파일에 대해 재평가를 시행합니다.

연간 보고서 외에도 IRB는 연구 과정 전반에 걸쳐 특정 사건에 대해 보고를 받아야 합니다. 미국의 경우에는 연방법과 관련 가이드라인에 연구자와 의뢰자, FDA, IRB의 이상반응(adverse events) 보고 요건이 기술되어 있습니다. 그러나 각 주체별 보고 요건이 모두 동일하지 않기 때문에, 예를 들면 의뢰자에게는 보고되지만 IRB에는 실시간으로 보고되지 않는 이상반응이 있을 수 있습니다. 연구 진행 기간 전반에 걸쳐 IRB는 '연구대상자 등에게 위험을 줄 수 있는 예상하지 못한 문제(unanticipated problems involving risks to subjects or others, UPIRTSO)'에 대해 신속하게 보고를 받아야 합니다. UPIRTSO는 연구 참여와 인과관계의 가능성이 있으며 연구대상자 등에 대한 위험이 알려진 수준보다 더 증가된 것으로 보이는 예상하지 못한 문제를 의미합니다.

연구자는 IRB에 보고할 때 다음과 같은 정보를 포함해야 합니다:

- 보고된 문제가 잠재적으로 심각하고 예상하지 못한 것이며, 연구 참여와 관련 가능성이 있는지 여부에 대한 확인
- 보고 사례에 대한 상세 기술
- 원내에서 발생한 사례인지 다른 기관에서 발생한 사례인지; 이전 보고에 대한 추적 보고인지 확인
- 해당 문제로 인해 다른 연구대상자를 위한 보호 조치의 필요 여부에 대한 연구자 및 의뢰자의 평가. 만약 필요하다고 평가된 경우, 해당 조치 사항과

조치의 긴급성에 대한 설명 필요. 불필요하다고 평가된 경우, 해당 문제를 다른 대상자에게 공지하지 않는 사유에 대한 설명 필요

- 해당 문제에 따른 동의서나 연구계획 변경의 필요성에 대한 연구자 및 의뢰자의 평가. 만약 필요하다고 평가된 경우, 해당 변경에 대한 기술 필요
- 연구에 참여 중인 연구대상자에게 관련 내용을 공지할 필요성에 대한 연구자 및 의뢰자의 평가. 만약 필요하다고 평가된 경우, 공지 절차에 대한 기술 필요

만약 연구 참여의 위험/이익 프로파일을 변동시킬 만한 문제가 발생하였다면 연구계획서나 동의서 변경이 필요한지 여부에 대해 연구자나 의뢰자의 평가가 필요합니다. 그리고 IRB는 해당 평가를 바탕으로 다음 사항들을 고려하여 자체 결정을 내려야 합니다:

- 연구 참여에 따른 연구대상자의 위험을 최소화하기 위하여 연구계획의 변경이 필요한가?
- 해당 사건/문제에 대한 논의를 위해 보고서가 보완되어야 하는가?
- 연구 참여 중인 연구대상자로부터 다시 동의(새로운 정보를 포함)를 받아야 하는가?
- 해당 보고로 좀더 면밀한 모니터링을 하기 위해 IRB 지속심사의 주기나 성격을 변경해야 하는가?

각 IRB/기관은 자료 및 안전성 모니터링과 예상하지 못한 문제에 대한 적절한 보고 절차를 수립하고 이를 문서화하여야 합니다. 해당 보고에 대한 IRB 분류 절차로 IRB 검토 동안 연구 진행이 잠시 중지되어야 하는지 여부에 대한 IRB 위원장의 1차 결정이 포함될 수 있습니다.

과거에는 다기관 임상시험에서 발생한 개별 이상반응 보고들이 위험/이익 평가를 위해 필요한 적절한 정보도 없이 IRB에 보고되었습니다. 그러나 미국

OHRP와 FDA의 가이드라인에 따라 IRB에서 더 이상 이런 개별적인 문제 보고는 받지 않고 있습니다. 이러한 이상반응 보고들은 IRB에서 승인한 계획(예: DSMB)에 따라 검토되어야 하며, IRB는 예상하지 못한 문제(unanticipated problems)의 기준에 해당하는 보고에 집중해야 합니다. 예상하지 못한 문제란 예상하지 못했고, 연구 참여와 관련이 있거나 관련이 있을 것으로 추정되며, 알려진 위험 수준보다 위험이 증가된 보고를 의미합니다.

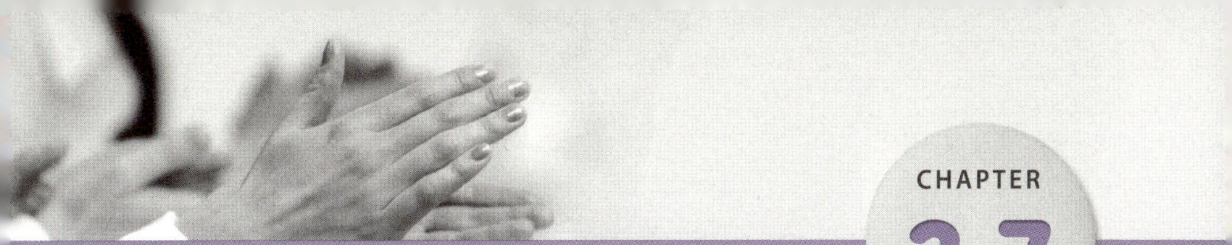

CHAPTER 2.7

주 심사자 발표

Primary Reviewer Presentations

주 심사자 발표 지침

- 심사의 요약정리 발표는 2~3분 이내로 끝낸다.
- 발표는 심사 양식에 따라 본인이 작성한 내용을 읽는다.
- 얼마나 많은 검토를 했는지 보여주기식의 발표는 자제한다.
- 두 번째 주 심사자는 이전 심사자와 달리 의견이 불일치한 내용을 중심으로 발표한다.
- 질의 응답 시간은 모든 주 심사자가 발표를 마친 후에 진행한다.
- 주 심사자는 심사 판정 의견의 권고안을 언급하면서 발표를 마무리한다.

IRB가 효과적으로 운영되기 위해서는 IRB 위원의 심사 의견을 체계화된 양식을 사용하여 발표하는 것이 중요합니다. IRB 심사 유형(신규계획, 지속심사, 변경계획, 이상반응보고)에 따라 맞춤 구성된 양식을 사용하면, 심사자가 관련 내용을 평가하고 발표하는데 도움이 됩니다. 이 장은 주 심사자(primary reviewer)가 심사한 내용을 다른 IRB 위원들에게 효율적으로 발표하는 방법에 대한 지침입니다.

■ **심사의 요약정리 발표는 2~3분 이내로 끝낸다.**

제출된 심사 신청 서류 중에서 주요 문서들은 정규심사 회의 전에 모든 IRB 위원이 받아 볼 수 있어야 합니다. 주 심사자는 제출된 연구계획에 대한 요약으로 발표를 시작합니다. 첫 번째 심사 발표의 목적은 IRB 심사의 중요한 요점을 요약하는 데 있습니다. 모든 주 심사자의 발표가 완료된 후에, 다른 IRB 위원들 간 논의가 시작되어야 합니다.

■ **발표는 심사 양식에 따라 본인이 작성한 내용을 읽는다.**

적절한 심사 양식(review form)을 사용하고 회의 개최 전에 심사 정보를 체계적으로 정리하였다면 정규심사에서 심사 양식에 기록된 내용을 읽어 발표하는 것이 다른 IRB 위원들에게 심사 의견을 전달하는 가장 좋은 방법입니다.

■ **얼마나 많은 검토를 했는지 보여주기식의 발표는 자제한다.**

주 심사자는 수준 높은 심사 의견을 위해 많은 시간과 노력을 할애해야 합니다. 경우에 따라 연구책임자나 자문위원과 사전 논의를 하기도 하고, 관련 문헌 고찰을 진행할 수도 있으며, 모호한 연구계획서 정보를 사전에 확인하고 명확히 하는 작업이 필요할 수도 있습니다. 심사를 하면서 겪게 되는 어려움과 노력들을 발표하면서 자세하게 설명하고 싶어지는 것은 어찌 보면 자연스러운 경향일 것입니다. IRB 입장에서는 주 심사자가 심도 깊은 심사를 진행하기를 기대하고 또한 이에 대해 감사한 마음을 가지고 있지만, 효율적인 IRB 심사를 위해서는 요약 정보의 발표만으로 충분하다는 것을 알아야 합니다. 그렇다고 연구계획서의 개별 항목을 평가하기 위해 검토했던 사항들과 고민했던 복잡한 쟁점들을 설명해서는 안 된다는 의미는 아닙니다. 심사 과정에서 제기된 중요한 사건들을 IRB 회의에서 설명하고 심사 양식에 따라 문서화하는 것은 모두 중요하고 적절합니다. 여기에는 할애했던 시간 요인도 포함됩니다. 다만, 심사 내용을 요약하여 전달함으로써 다른 IRB 위원들의 불필요한 시간 낭비와 노력을 줄이면서 위원회가 사실을 기반으로 충분한 정보에 근거하여 의사결정을 내릴 수 있도록 할 수 있습니다.

- **두 번째 주 심사자는 이전 심사자와 달리 의견이 불일치한 내용을 중심으로 발표한다.**

한 개의 안건에 한 명 이상의 주 심사자가 배정되는 경우, 이어서 발표하는 주 심사자는 이전 심사자와 의견이 일치하지 않는 부분과 추가 언급이 필요한 사항만 발표합니다. 또 다른 방법은, 심사에서 고려해야 하는 주요 쟁점들을 모두 나열하고 이전 심사자가 발표한 정보와 각각 일치하는지 여부를 언급하면서 심사 의견을 전달하는 방법이 있습니다. 만약 의견이 다르거나 해석이 다르다면 이에 대해 회의에서 자세히 설명해야 합니다.

- **질의 응답 시간은 모든 주 심사자가 발표를 마친 후에 진행한다.**

주 심사자의 요약 발표에 대해 명확히 이해하기 위해서 많은 경우에 질문이 발생하게 됩니다. 그러나 IRB 위원들의 의견과 질문은 주 심사자들의 심사 발표가 모두 끝난 후에 제시할 수 있도록 회의 절차를 정해둔다면 좀 더 효율적으로 IRB 회의를 진행할 수 있습니다.

- **주 심사자는 심사 판정 의견의 권고안을 언급하면서 발표를 마무리한다.**

많은 경우에 최종 표결 의견을 정하기 전에 주 심사자들은 다른 IRB 위원들의 의견도 고려하고자 할 것입니다. 원래 이러한 방식이 IRB 운영 방식이며 정규심사가 진행되는 동안 모든 IRB 위원들은 지속적으로 열린 시각을 유지해야 합니다. 그러나 모든 주 심사자가 자신의 심사 발표 말미에 심사 안건에 대한 자신의 판정 의견 권고안을 제시하도록 한다면 의사 진행 과정이 좀 더 향상될 수 있습니다. 다만, 이러한 주 심사자의 판정 의견 권고안은 IRB 위원들이 주요 이슈에 대한 생각과 의견을 명확히 하는 것을 돕기 위한 예비 평가로만 간주되어야 하는 것이 중요합니다.

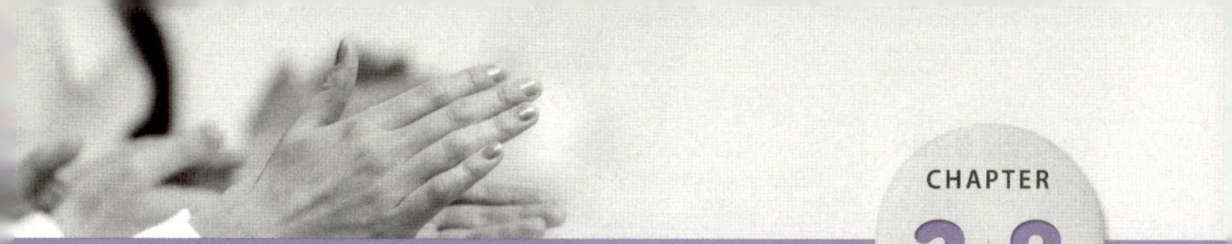

CHAPTER 2.8

표결

Deciding How to Vote

심사 판정의 다섯 가지 선택

1. 제출된 그대로 승인(approved as submitted)
2. 사소한 변경 요구(minor revisions required)
3. 불승인: 전면 수정(not approved: substantial revision required)
4. 기피(recuse)
5. 기권(abstain)

IRB 위원들은 모두 각자의 다양한 전문 지식을 통해 위원회 활동과 의사결정 과정에 기여합니다. 외부 위원이나 비과학계 위원은 다른 IRB 위원과 비교하여 상당히 다른 역할을 할 것이라고 자주 오해하곤 합니다. 실제로, 심사 중인 연구 분야에 전문지식을 가진 IRB 위원들이 다른 IRB 위원들에게 자세한 설명을 제공해야 합니다. 하지만 회의의 논의사항은 과학적 세부사항이 아닌, 윤리적 원칙에 집중해야 합니다. 모든 IRB 위원들이 과학적 지식 여부와 무관하게 편안하게 질문하고 의견을 말할 수 있어야 합니다. 주 심사자가 요약 내용을 발표하고, IRB 회의에서 해당 안건에 대해 논의하고 파악한 후에 IRB 위원들은 어떻게 표결할지 결정해야 합니다.

제안된 심사 판정의 선택:

- **제출된 그대로 승인**

  연구계획서나 동의서의 어떤 부분도 변경할 필요가 없다는 의미입니다. 연구 승인은 일 년 동안 유효하나, IRB에서 연구의 위험성을 감안하여 더 짧은 심사 주기를 요구할 수도 있습니다.

- **사소한 변경 요구**

  IRB에서 요구하는 사소한 변경을 연구책임자가 이견 없이 동의한다면 해당 연구계획은 정규심사에서 다시 논의될 필요가 없다는 의미입니다. IRB에서 요구한 사소한 변경 사항에 대한 심사는 변경 내용의 성격에 따라 IRB 위원장, IRB 위원 또는 IRB 사무직원에 의해 관리될 수 있습니다.

- **불승인: 전면 수정**

  연구계획서에 대한 우려 사항이나 의문점, 문제의 심각도를 고려할 때, 다시 정규심사에서 심사해야 한다는 의미입니다.

- **기피**

  심사 대상 연구에 대해 이해충돌(conflict of interest, COI)이 있는 IRB 위원이라면, 해당 위원은 IRB에서 요청하는 정보 제공 외에는 초기심사와 지속심사에 모두 참여해서는 안 됩니다. 이해충돌이 있는 IRB 위원은 회의 장소에서 퇴실하여야 하며 표결에 참여해서는 안 됩니다. 이는 기피하는 것으로 간주되며 표결 정족수에는 포함되지 않습니다. IRB 위원의 이해충돌에는 재정적 이득 또는 연구책임자나 공동연구자로서의 연구 참여 또는 잠재적 이해충돌의 가능성이 있거나 있다고 보이는 모든 문제가 포함됩니다.

■ 기권

IRB 위원이 심사 대상 연구에 대한 이해충돌은 없으나 표결에 참여하지 않아야겠다고 생각하는 경우, 표결에서 기권할 수 있습니다. 기권은 표결 정족수에 포함되나, 거의 발생하지 않아야 합니다. 대개 표결에서 기권을 하는 이유는 주요 쟁점 논의에 참석하지 못했을 경우입니다. IRB 위원이 주요 쟁점 논의에 참석은 하였으나, 해당 연구를 승인하기 불편한 경우(not comfortable)라면 불승인으로 의사 표시를 하여야 합니다.

IRB 위원으로서 어떻게 심사 판정을 할지 결정하기 어려운 상황도 많이 발생할 것입니다. 연구계획서에 우려되는 측면이 있으나, 불승인으로 결정을 할 정도인지 확신이 서지 않는 경우가 대부분입니다. IRB 심사 판정의 결정 과정에서 긴장과 불확실성은 자주 동반되며, 이를 완벽하게 제거할 수 있는 방법은 없습니다. IRB 업무 성격상 분명한 지침(guidance) 없이 중요한 결정을 내려야 하는 경우가 종종 있습니다. 이럴 때 어떻게 심사 판정을 결정해야 하는지에 대한 생각을 정리하는데 다음의 가이드라인이 도움이 될 것입니다:

1. **연구 절차 중 우려 사항들을 분석하고 설명할 때, 벨몬트 보고서에 설명된 세 가지 윤리 원칙을 사용한다.**

   벨몬트 보고서의 세 가지 윤리 원칙은 인간 존중의 원칙과 선행의 원칙, 정의의 원칙입니다. 이 원칙들은 연구 절차를 분석하는데 사용할 수 있는 도구입니다. 인간을 대상으로 하는 연구에서 윤리 기준을 논의할 때, 이러한 용어를 사용한다면 IRB 쟁점들을 평가하고 문제점을 설명하는 것이 훨씬 더 쉬워집니다. 벨몬트 보고서는 일관된 방식으로 핵심적인 윤리 쟁점에 근접할 수 있도록 연구 절차와 관련된 우려 사항과 이유를 설명하는데 필요한 틀을 제공하고 있습니다.

2. '불승인'으로 판정한다.

연구의 윤리적 기준에 대해 의문이 들거나 어떤 결정을 내리기에 충분한 정보가 제공되지 않은 경우라면 해당 안건에 대해 불승인으로 투표해야 합니다. IRB 심사결과 통지서를 통해 연구자에게 쟁점들을 명확하게 전달하고 이에 대한 연구자의 소명 및 답변을 정규심사에서 다시 심사해야 합니다.

모든 IRB 위원은 제출된 연구계획서를 승인할 수 있을 만큼 충분한 정보를 제공받아야 한다는 접근방법을 취해야 합니다. 여기에는 IRB에서 검토되어야 하는 정보는 물론 IRB 논의 내용도 포함됩니다. 연구에 대해 어떤 우려 사항을 제기하였을 때, 해당 IRB 위원이 세부적인 사항까지 잘 이해하지 못한다는 이유로 제기된 우려 사항을 부적절하거나 불필요하다고 평가절하하여서는 안 됩니다. 핵심 윤리 쟁점들을 평가하기 위해서 복잡한 과학적 세부내용이나 절차를 모두 이해하고 있어야 할 필요는 없습니다. 논의 중인 연구에 대해 전문 지식을 가지고 있는 IRB 위원이 다른 IRB 위원들에게 심사를 위해 중요 정보를 이해할 수 있도록 연구를 설명해 줄 수 있습니다. 제출된 정보를 이해할 수 없거나 제출된 정보만으로 결정을 내리기 어렵다고 생각될 경우에는 정보에 근거한 의사결정에 충분한 수준의 이해에 도달할 때까지 IRB 위원은 해당 연구계획을 불승인으로 투표해야 합니다.

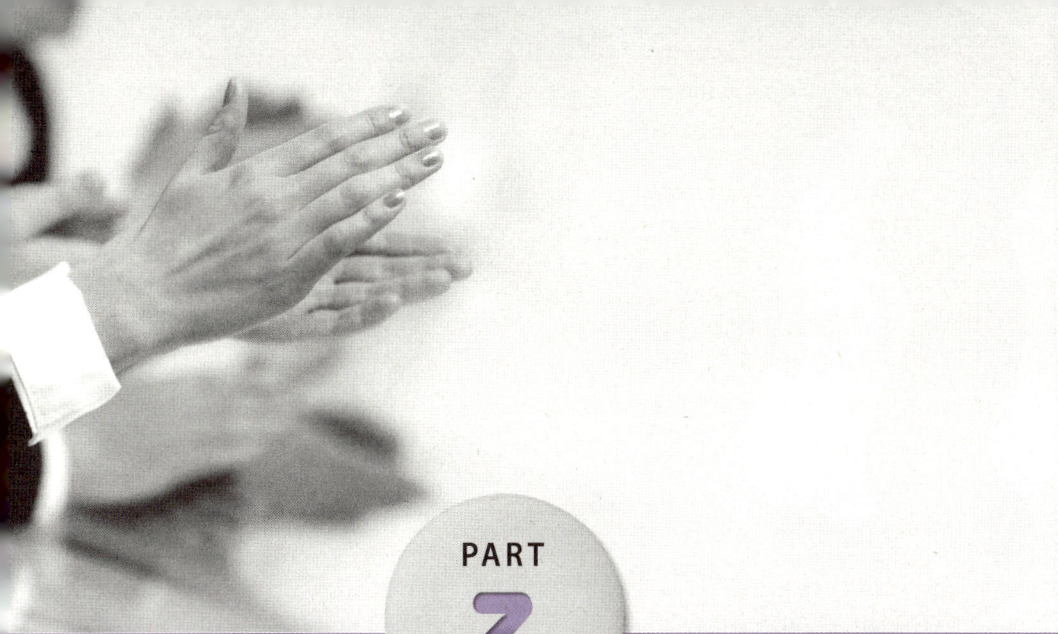

PART 3

특정 주제
SPECIFIC TOPICS

CHAPTER 3.1

연구 설계와 과학적 수준 평가

Evaluating Study Design and Quality

Robert Amdur

연구 설계와 과학적 수준은 IRB가 평가해야 할 항목입니다.

윤리 규범들과 미국 연방법에서는 IRB에서 연구 설계와 과학적 수준을 평가하도록 요구하고 있습니다. 다음은 대표적인 조항입니다.

- 헬싱키 선언(WMA, 2008): 12. 인간을 연구대상으로 하는 의학 연구는 일반적으로 공인된 과학 원칙을 따라야 한다. 또한 과학 문헌과 충분한 지식, 관련 정보, 적절한 실험, 동물 실험 연구(가능한 경우)가 근거가 되어야 한다.
- 미국 연방법 45 CFR 46.111(a): IRB 연구 승인 기준: 연구대상자에 대한 위험은 타당하게 설계된 연구계획에 따라 최소화되어야 하며, 불필요한 위험에 연구대상자가 노출되지 않도록 해야 한다.

IRB 위원과 기관 관계자, 연구자들 사이에서 IRB가 연구 설계나 과학적 수준을 평가하는 것이 IRB의 역할인지에 대한 논란이 있습니다. 예를 들어, 다른 대조군을 사용한다면 더 좋은 결과가 나올 것이라는 이유로 또는 이전 다른 연구가 이미 동일한 문제의 해답을 찾았다는 이유로 IRB 위원이 제출된 연구계획서를 부결하는 것이 적절한 것일까요? IRB가 연구대상자 수를 산출하기 위해 사용한 통계적 계산에 문제가 있다고 언급하는 것이 적절한 것일까요? 연구자 중에 IRB에서 연구계획서의 과학적 수준을 일상적으로 평가하는 것은 적절하지 않다고 믿는 사람들이 있습니다. IRB 위원장 중에 많은 분들이 "IRB의 역할은 연구윤리를 평가하는 것이다. 그러니 IRB에서 연구의 과학적 측면을 논하는 것은 옳지 않다."라는 말을 많이 들었을 것입니다.

이번 장에서는 연구 설계와 과학적 수준을 평가하는데 있어 IRB가 어떤 역할을 해야 하는지를 살펴보고자 합니다. 결론부터 먼저 말하자면, 의심할 여지없이 연구의 과학적 수준을 평가할 권한이 IRB에 있다는 것입니다. 뿐만 아니라, 윤리 강령과 미국 연방법에 따라 그렇게 해야 하는 의무가 있다는 것입니다.

윤리 강령

뉘른베르크 강령(1947년)

뉘른베르크 강령에서는 과학적 수준과 위험-이익 평가에 대해 여러 차례 기술하고 있습니다. 세 번째 조항이 대표적입니다:

> 사람에게 행하는 실험은 동물 실험 결과와 연구대상 질병의 자연 경과, 기타 다른 문제에 관한 지식에 근거하여 계획되어야 한다. 기대되는 결과가 실험의 수행을 정당화할 수 있어야 한다(Nuremberg Code, 1947).

헬싱키 선언

헬싱키 선언은 여러 부분에서 연구 설계를 언급하고 있고 전문을 읽어 볼 필요가 있는 문서입니다. 앞서 언급한 12번 조항 이외에도 18번, 21번, 32번 조항이 IRB의 과학적 수준 평가와 관련이 있습니다.

18. 인간을 연구대상으로 하는 모든 의학 연구는 그 수행에 앞서, 연구대상이 되는 개인과 지역 사회에 예상되는 위험과 부담에 대한 평가가 선행되어야 한다. 또한 해당 연구로 영향을 받는 개인이나 지역 사회에 예견할 수 있는 이익과 비교하여 신중하게 평가되어야 한다.

21. 인간을 연구대상으로 하는 의학 연구는 그 목적과 중요성이 연구대상자가 받게 될 연구에 내재하는 위험과 부담을 상회하는 경우에만 수행될 수 있다.

32. 새로운 개입행위의 이익과 위험, 부담, 효과는 현재 입증된 최선의 시술이 가지고 있는 이익과 위험, 부담, 효과와 비교하여 검증해야 한다. 단, 다음의 경우는 제외된다.

- 현재 입증된 시술이 없는 경우, 위약(placebo) 사용이나 치료를 하지 않는 것(no treatment)이 허용될 수 있다.
- 설득력 있고 과학적으로 타당한 방법론적 이유로, 위약을 사용하는 것이 개입 행위의 안전성과 효능을 결정하는데 필요한 경우. 단, 위약을 받거나 치료를 받지 않는 환자가 중대하거나 돌이킬 수 없는 위해를 입을 가능성이 없어야 한다. 이러한 선택의 남용을 막기 위해 최대한의 주의를 기울여야 한다(WMA, 2008).

미국 연방법

DHHS와 FDA 규정에 따르면, 연구대상자의 위험이 최소화되었으며 잠재적 이익에 의해 해당 위험이 정당화될 수 있는지를 IRB가 판단하도록 요구하고 있습니다. 예를 들면, 45 CFR 46.111(a)를 보면, IRB의 연구 승인 기준에 다음과 같이 언급되어 있습니다. “타당하게 설계된 연구계획을 따르며 불필요한 위험에 연구대상자를 노출시키지 않는 절차를 이용하여, 연구대상자의 위험을 최소화해야 한다."

연구 수준 평가에 대한 IRB의 책임

IRB는 미국 연방법을 준수하고 뉘른베르크 강령과 헬싱키 선언 같은 윤리 강령에 부합한 판단을 내려야 합니다.

해당 지침서의 내용을 보면 윤리적 연구란, (1) 연구대상자의 위험을 최소화하도록 연구가 설계되어야 하며, (2) 연구로 인한 잠재적 이익이 예측되는 위험을 정당화할 수 있도록 설계되어야 한다는 점을 강조하고 있습니다. 이러한 두 가지 내용이 연구 설계와 과학적 수준을 신중하게 평가해야 하는 것이 IRB의 의무라는 근거가 됩니다.

연구 설계

만약 연구계획을 수정하여 연구대상자의 위험이 유의미하게 감소될 수 있고 또한 연구 결과의 타당성도 크게 손상되지 않을 것으로 판단된다면, IRB는 해당 연구계획서를 그대로 승인해서는 안 됩니다. 마찬가지로 이전 연구로 결과가 이미 도출되었음에도 동일한 답을 얻고자 연구를 시행하려고 하거나, 별로 중요하지 않은 가설을 확인하기 위해서 연구대상자를 위험에 노출시킬 수 있다면, 대부분 위험/이익 평가에서 바람직하지 않을 가능성이 높습니다. 결론적으로 설계와 과학적 수준은 연구대상자의 권리와 복지에 영향을 미칠 수 있는 윤리적인 문제이기에 이를 평가하는 것은 당연한 IRB의 의무입니다.

위험 수준은 최소위험이나 연구 설계가 미흡한 경우

연구의 과학적 수준을 평가하는 것이 중요하다고 강조했지만, 연구 설계 문제로 해당 연구를 불승인하려고 할 때, 윤리적 원칙과 함께 상식적인 판단도 무척 중요합니다. 학생 참여로 수행되는 사회과학 연구가 많은 기관인 경우, IRB에서 연구 설계는 좀 미흡하지만 연구대상자에 대한 위험이 거의 없는 연구계획서를 심사하게 되는 경우가 종종 있습니다.

물론 이런 학생 대상 연구과제 대다수가 연구라기보다는 교육적인 연습 과정의 일부분으로 분류될 수 있다고 말하는 의견도 있습니다. 그러나 이것은 엄연히 다른 문제입니다. 핵심은 연구 설계에 문제가 있으나 위험성은 제로(zero)인 연구계획서가 제출된다는 것입니다. 해당 연구에 대해서 잘 알고 있는 IRB 위원이 연구 설계의 변경을 권고하는 것은 일리가 있습니다. 다만, 위험성이 없는 연구라는 점을 감안할 때, 연구 설계 수정을 요구하고 이를 조건으로 불승인하는 것이 윤리적으로 정당한 것인지는 다시 한번 생각해 볼 필요가 있습니다. 이러한 학생 연구 문제를 다루기 위해, IRB에서는 연구계획을 불승인하기보다 다른 방법을 택하는 것도 고려해 볼 수 있습니다. 예를 들어, 해당 부서장이나 프로그램 리더와 대화하는 방법이 대안이 될 수 있습니다.

참고문헌

Nuremberg Code. (1947). *"Trials of War Criminals Before the Nuremberg Military Tribunals Under Control Council Law No. 10," Vol. 2.* (pp. 181~182). U.S. Government Printing Office. http://www.oc.gov/rr/frd/Military_Law/pdf/NT_war-criminals_Vol-II.pdf

Protection of Human Subjects, 45 C.F.R.§46.111(2018). http://www.ecfr.gov/cgi-bin/retrieveECFR?gp=&pitd=20180719&n=pt45.1.46&r=PART&ty=HTML#se45.1.46_1111

World Medical Association. (2008). *Declaration of Helsinki: Ethical principles for research involving human subjects.* As amended in Seoul. http://www.wma.net/wp-content/uploads/2016/11/DoH-Oct2008.pdf

CHAPTER 3.2

연구자의 이해충돌

Researcher Conflict of Interest

Daniel K. Nelson and Robert Amdur

연구자의 '이해충돌'

- IRB 기준으로 '이해충돌'을 정의한다면, 일차적 이해(예: 연구대상자 복지, 연구의 진실성)에 대한 연구자의 판단이 이차적 이해(예: 개인적 이득)에 의해 비뚤어질 수 있는 일련의 상황이라고 정의할 수 있습니다.
- '이해충돌'이 있다는 것은 누군가 잘못된 결정을 내렸다는 것을 의미하는 것이 아닙니다. 이성적으로 생각할 때 비뚤림이 존재할 가능성이 있기 때문에 이로 인해 부적절한 결정이 내려진 것으로 충분히 판단할 수 있다는 의미입니다.
- '이해충돌'을 연구대상자에게 공개함으로써 '이해충돌'이 모두 용인되는 것은 아닙니다. 윤리적인 연구의 실현을 위해서는 '이해충돌' 공개와 이에 대한 효과적인 관리 두 가지가 모두 필요합니다.
- IRB에는 다음과 같은 연구자의 '이해충돌'을 관리할 수 있는 여러 가지 방법이 있습니다.
  1. '이해충돌'이 있는 연구자의 해당 연구 참여를 금지한다.
  2. '이해충돌'이 있는 연구자를 다음의 주요 절차에서 제외시키는 조치를 취한다. 예를 들어 동의 과정, 연구대상자에 대한 선정 기준 평가, 특정 시술, 전체 자료 분석 등.
  3. 연구자나 의뢰자와 무관한 사람으로 하여금, 연구 참여 동의와 이후 지속적인 동의 과정에 연구대상자의 이익을 대변하는 활동을 수행하도록 요구한다.

'이해충돌(conflict of interest)'은 연구 수행에 내재되어 있습니다. 1979년 벨몬트 보고서를 심의한 미국의 생명의학 및 행동과학 연구대상자 보호를 위한 국가위원회(National Commission for the Protection of Human Subjects of Biomedical and Behavioral Research, NCPHSBBR)는 "연구자는 항상 자신의 연구에 참여한 연구대상자의 안녕과 지식 추구라는 두 가지 가치 사이에서 잠재적인 충돌 관계에 놓인다."고 언급하였습니다. 이러한 미국 국가위원회의 의견은 미국 국립보건원(NIH)과 미국 보건복지부에서 발표한 이전 보고서와 동일한 맥락에 있습니다. 위 두 기관에서는 모두 연구자의 위치가 경쟁적 이해 관계를 조율할 수 없는 위치에 있다고 보고 IRB와 같은 독립적인 심사가 포함된 공동의 책임(shared responsibility)을 촉구하였습니다. 그로부터 20년 이상 지난 후, 미국 국가생명윤리자문위원회(NBAC, 2001)에서도 미국 내 보호체계에 대해 이러한 근본적인 관점을 재확인하였고, "지식을 획득하기 위해 사람을 이용하는 과정에서 연구자의 '이해충돌'은 필연적으로 발생된다."고 언급하였습니다. 그러나 여기에서 주목할만한 사항은, 이러한 '이해충돌'을 관리하기 불가능한 것으로 간주하거나 연구자의 개인적 문제나 집단의 기질적 결함과 연결하여 해석하려고 하지 않았다는 점입니다. 이 장에서는 '이해충돌'에 대해 정의하고 이를 관리할 수 있는 방법에 대해서 알아보고자 합니다.

정의

인간을 대상으로 하는 연구와 관련된 '이해충돌'을 알아보기 전에, 먼저 '이해충돌'이 가지고 있는 실질적 정의를 살펴볼 필요가 있습니다. '이해충돌'이 의미하는 바를 설명하는 것은 감정적으로 격양되고 종종 오해를 받는 측면이 있기 때문에 간단하지 않습니다. 우리가 피해야 할 주요 문제는 '판단의 비뚤림'

입니다. 이해충돌은 다른 사람들이 의사결정에 대해 문제 삼을 수 있는 비뚤림 가능성이 있는 상황을 의미합니다. 정직과 객관성을 요구받는 신뢰의 위치에 있는 사람들의 경우, 특히 직업적인 역할을 고려할 때 '이해충돌'은 각별한 관심 대상입니다. 예를 들어, 판사는 자신의 가족이 관여된 소송이라면 해당 소송에 대해 기피 신청을 해야 하고, 대학교수는 자신이 가르치는 학생과 부적절한 관계를 맺어서는 안 되며, 실험장비를 발명한 사람은 정부 연구소에 해당 실험장비의 공급 여부를 결정하는데 관여해서는 안 된다는 것이 일반적인 생각입니다. 이런 경쟁적 이해관계와 "분열된 충성심(divided loyalties)"이 관련 결정에 어떤 영향을 미칠 수 있는지는 쉽게 알 수 있습니다. 그러나 연구자들이 생각하기에 '이해충돌'이 있다고 인정할 경우, 그들의 개인적 진실성에 대해 의심을 받을 수 있다고 생각할 수 있기 때문에 동일한 충고 성향의 원칙을 연구에 적용하기는 어려웠습니다. '이해충돌'을 인정한다는 것은 누군가가 잘못된 결정을 했거나 그에 따라 행동했다는 것을 의미하는 것이 아닙니다. '이해충돌'의 정책을 구현하거나 개별 사례를 다룰 때 '이해충돌'에 대한 이런 오해(연구자의 진실성에 대한 의심과 동의어가 아니므로)는 극복해야 하는 문제입니다.

이번 장의 목적상 '이해충돌'은 *일차적 이해(예: 연구대상자의 복지, 연구 진실성)에 대한 연구자의 판단이 이차적 이해(예: 개인적 또는 금전적 이익)에 의해 비뚤어질 수 있는 조건의 상황*이라고 정의됩니다.

공개

1914년에 미국 대법원 판사였던 Louis Brandeis는 "사회와 기업이 겪고 있는 병폐를 바로잡는 방법으로 '널리 알림(publicity)'을 당연하게 추천한다. 햇볕이 가장 좋은 살균제로 알려져 있다."라고 말한 바 있습니다(Brandeis University, n.d.).

기관에 공개

'이해충돌'을 소속 기관에 공개하는 것은 연방 기금을 받는 연구자들의 의무 사항입니다. 공개된 '이해충돌'을 어떻게 관리할 것인지는 각 기관의 재량입니다. 예상대로 기관들이 '이해충돌'을 처리하는 방식은 상당히 다양합니다. 많은 기관들이 동료 교수진(faculty members)에게 '이해충돌'을 공개하도록 하는 정책을 수립하고 있습니다.

IRB에 공개

'이해충돌'을 IRB에 공개하는 것이 점점 더 연구계획 심사의 일반적인 절차로 인식되고 있습니다. 미국 연구대상자보호국(OHRP)에서는 연구자가 IRB에 심사 신청서를 제출할 때, 재정적인 관계를 기재하도록 하고 연구기관에 대한 의뢰자의 자금 지원(funding arrangements)에 대해 IRB에서 검토하도록 권고하고 있습니다. 이전에는 대체적으로 연구자와 IRB 모두 재정적 문제는 IRB가 관여할 사항이 아니라고 간주해 왔습니다. 그러나 '이해충돌'에 따른 비뚤림으로부터 연구대상자를 보호하기 위한 IRB의 책임을 다하려면 연구자의 연구 수행에 동기를 부여하는 재정적 측면을 포함한 모든 인센티브에 대해 IRB 평가가 이루어져야 합니다. 연구대상자 보호체계 인증협회(Association for the Accreditation of Human Research Protection Programs, AAHRPP)의 인증을 받은 기관과 IRB는 연구자의 '이해충돌'을 평가하고 관리하는 절차를 마련하도록 요구받습니다.

연구대상자에게 공개

연구대상자에게 정보에 근거한 동의 과정을 통해 '이해충돌'을 공개하는 것이 가장 직접적이고 윤리적으로도 직관적인 공개 방법입니다. 그러나 유효한 방법이지만, 가장 달성하기 어려운 방법이기도 합니다. 최소한 연구대상자는 참여하려는 연구가 기업 후원 연구인지 정부 기관 후원 연구인지 정도는 알고 있어야 합니다. 구체적인 공개 수준을 논하자면 일반적으로 총 연구비 액수 정도만을 공개하도록 권고합니다. 연구자가 등록 연구대상자 한 명당 돈을 받는다 하더라도, 동의서에 총 액수를 기재하도록 하는 수준으로 권고하는데 그치며 상세히 공개하는 것은 어려울 것입니다. 해당 금액의 일부가 부적절한 인센티브일 수도 있으나 일부는 합법적인 연구 비용일 수 있으며 경우에 따라 두 가지 모두에 해당할 수도 있기 때문입니다. 금액의 액수를 제시하는 것이 오히려 연구대상자의 오해를 야기할 수 있습니다.

IRB와 연구자가 주로 하는 오류 중 하나는, 대상자에게 '이해충돌'을 공개한다면 '이해충돌' 상황이 모두 허용된다고 생각하는 것입니다. 하지만 이것은 그렇지 않습니다. 윤리적 연구를 수행하기 위해서는 '이해충돌' 공개와 이에 대한 효과적인 관리 대책이 모두 필요합니다. 연구를 수행하고 분석할 때 '이해충돌'에서 비롯된 편견이 연구 관련 결정에 어떤 영향을 주는지를 평가해야 할 책임은 IRB에 있습니다. IRB는 이러한 책임을 회피하고 연구대상자에게 판단을 전가해서는 안 됩니다. 연구대상자들이 대개 이런 종류의 정보를 피상적으로밖에 이해하지 못한다는 것은 잘 알려진 사실입니다. 선행의 원칙에 따라 IRB는 '이해충돌'에서 비롯된 편견이 연구자 결정에 유의하게 개입할 가능성이 있다고 판단된다면 해당 연구를 승인해서는 안 됩니다. 동의 과정 중에 '이해충돌'이 얼마나 잘 설명되어 있는지는 상관없습니다.

공개 이후

'이해충돌' 관리 전략은 '이해충돌'을 없애거나 최소화하는 데 목표를 두어야 합니다. IRB는 '이해충돌'을 직접 감독하기에 적당한 조직이 아니므로, 더 적절한 조건을 갖추고 있는 다른 조직(예: 이해상충위원회)과 활발한 소통 과정과 연계 절차를 수립해 두어야 합니다. 이후 연구대상자에게 영향을 미칠 수 있는 측면에 집중하면서 확인된 '이해충돌'을 관리할 수 있는 절차를 마련해야 합니다. 주어진 연구 상황 속에서 연구자의 '이해충돌'을 관리하기 위해 IRB가 선택할 수 있는 방법은 다음과 같습니다.

- '이해충돌'이 있는 연구자의 해당 연구 참여를 금지합니다.
- '이해충돌'이 있는 연구자를 다음의 주요 절차에서 제외시키는 조치를 취합니다(예를 들어, 동의 과정, 대상자의 선정 기준 평가, 특정 시술, 전체 자료 분석 등).
- 연구자나 의뢰자와 무관한 사람으로 하여금, 연구 참여 동의와 이후 지속적인 동의 과정에 연구대상자의 이익을 대변하는 활동을 수행하도록 요구합니다.

개인의 경력이나 기관의 명성은 부도덕하거나 부적절한 행동의 가능성이 있다는 암시만으로도 손상될 수 있으므로, '이해충돌' 문제는 신중하게 접근되어야 합니다. 무엇보다도 IRB는 문제가 되는 연구자에 대해 신뢰가 있어야만 '이해충돌'이 해결된다는 생각을 극복할 필요가 있습니다. '이해충돌'은 특정 개인에 대한 주변 인식에 의해 풀 수 있는 문제가 아닙니다. 오히려 해당 연구자가 처한 상황에 대한 객관적 평가에 의해 결정되어야 합니다. '이해충돌' 문제에 관여하는 모든 관계자들은 해당 문제를 해결하는 과정에서 다음 사항을 명확히 해야 할 필요가 있습니다. '이해충돌' 관리는 주변 상황과 관련된 것이며, 해당 개인의 성향이나 정직성과는 아무런 관계가 없다는 것입니다.

참고문헌

Brandeis University. (n.d.) Louis D. *Brandeis Legacy Fund for Social Justice: Biography.* http://www.brandeis.edu/legacyfund/bio.html.

National Bioethics Advisory Commission. (2001). *Ethical and policy issues in research involving human participants.* http://repository.library.georgetown.edu/handle/10822/559360 and https://repository.ligrary.georgetown.edu/handle/10822/559361

National Commission for the Protection of Human Subjects of Biomedical and Behavioral Research. (1979). *Belmont Report.* http://www.hhs.gov/ohrp/humansubjects/guidance/belmont.htm.

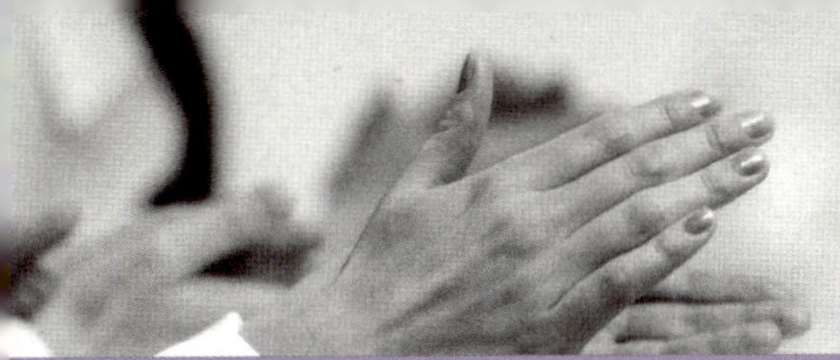

CHAPTER 3.3

IRB 위원의 이해충돌

IRB Member Conflict of Interest

Daniel K. Nelson

IRB 이해충돌의 원인

개인 차원

- 심사 대상이 되는 연구에 연구자로 참여하고 있음
- IRB 위원이나 IRB 사무직원이 심사 대상이 되는 연구의 지원기관에 유의한 재정적 지분을 보유하고 있음
- 심사를 신청한 동료 연구자에 대한 의리를 지켜야 하는 경우
- IRB 위원이 심사 대상 연구 분야를 너무 잘 알고 있음
  - 호의적 관계 = 지나친 편의
  - 경쟁적 관계 = 지나친 비난
- IRB 결정으로 IRB 위원인 자신에게 영향이 발생하는 경우(예: 지침 변경)
- 개인적인 관심사이거나 지지하는 입장인 경우
- IRB 외 아래의 직무를 가지고 있음
  - 계약 및 연구비 관리 부서
  - 법률 자문

IRB 이해충돌의 원인(계속)

기관 차원

- 소속 기관을 보호해야 한다는 부담감이나 사명감
- 소속 기관의 명성이나 위신에 대한 우려
- 연구를 활성화할 것인가? vs. 연구대상자를 보호할 것인가?
- IRB 심사 업무에 대한 저평가
- 잠재적 법적 책임
- 기관이나 지역 사회 차원의 가치
- 신속한 심사 진행에 대한 부담감
- 기관의 주식 지분이나 기관의 소유권
- 심사비

인간을 대상으로 하는 연구의 윤리적 수행을 감독하는 데 있어 IRB가 차지하는 핵심적 역할을 고려할 때, 부적절한 영향으로부터 자유로운 IRB 운영은 매우 중요합니다. 따라서 IRB 위원과 IRB 위원장, IRB 사무직원은 '이해충돌'의 제거와 관리를 위한 규정과 지침을 따라야 하며, 이는 연구자의 이해충돌 관리와 거의 같습니다. IRB의 '이해충돌'은 IRB 심사에서 논의와 결과에 편견이 관여할 수 있는 가능성이 있거나 실제 개입되는 상황이나 관계라고 설명할 수 있습니다.

IRB 이해충돌의 원인: 개인 차원

IRB 위원이 수행하는 연구

가장 널리 알려진 IRB 이해충돌은 IRB 위원 본인이 연구자로서 참여하는 연구가 심사 안건이 되는 경우일 것입니다. 연구자이면서 IRB 위원인 경우, 당연히 개인이나 업무 차원에서 해당 연구가 승인되기를 원할 것입니다. 이러한 이해충돌은 분명하게 확인할 수 있기 때문에, 대체로 절차적으로 해결할 수 있는 문제입니다. 이 밖에 IRB 위원이 본인의 연구를 심사하는 직접적인 이해충돌뿐만 아니라 다양한 원인이 동반된 간접적인 이해충돌이 있습니다. 간접적인 이해충돌 상황은 알아내는 것도 찾아내는 것도 어려워 관리 또한 어렵습니다.

IRB 위원의 재정적 이익

명확히 확인하기 어려운 이해충돌 중 하나가 IRB 위원이나 IRB 사무직원이 심사 대상이 되는 연구 자체 또는 연구 지원기관에 유의한 수준으로 주식이나 재정적 지분을 보유하고 있는 경우입니다. 주식 보유나 자문 계약, 특허권 보유 등이 이에 해당되며 연구자가 가질 수 있는 재정적 이해충돌과 동일합니다. 대부분의 대학에서는 재정적 이해충돌을 다루는 지침을 가지고 있지만, 이러한 지침은 대부분 연구자에게만 초점이 맞춰져 있습니다. 이와 달리 IRB 위원의 문제는 다소 관심 밖입니다. 그러나 IRB 심사를 요청받은 연구에 대해 IRB 위원이 재정적 지분을 가지고 있다면 심사의 객관성을 위하여 연구자의 이해충돌과 동일한 수준으로 다루어져야 합니다.

동료 연구자에 대한 의리

또 다른 이해충돌의 원인 중 하나는 IRB 심사를 신청한 동료 연구자에 대한 의리(loyalty)입니다. 여기서 동료란 함께 일하는 동료 및 하급 직원, 상급 직원 모두를 포함합니다. IRB 위원은 (얼굴만 아는 IRB 위원들보다) 자신이 매일 마주치는 동료의 연구에 대해 당연히 우호적일 것입니다. 단순한 동료애뿐만 아니라, 하급 직원의 연구를 빠르게 진행해야 할 필요성이 있거나, 비판적인 언급으로 상급자와 적대적 관계를 일으키고 싶지 않을 수도 있습니다. 그러나 심사를 신청한 연구자와 무관하면서 통찰력을 갖춘 IRB 위원들로만 패널을 구성할 수 있을 만큼 규모가 큰 기관은 거의 없습니다. 실제로 이러한 이해충돌을 피하는 것은 불가능할 수 있습니다.

IRB 위원의 전문 분야

심사 대상 연구의 복잡함을 이해할 정도로 충분히 전문성을 갖춘 IRB 위원을 선택하는 것 또한 문제입니다. 심사 대상 연구가 IRB 위원이 교육받은 분야이거나 자신의 연구 영역과 밀접하게 연관된 경우, 익숙하지 않은 분야보다 더 관대한 시각을 갖기 마련입니다. 즉, 새로운 이슈나 절차에 대해 별로 심각하게 생각하지 않을 수 있습니다. 이와 정반대로, 이러한 친숙함이 역으로 작용할 수도 있습니다. 심사자가 심사 요청 연구자를 경쟁자로 생각하여 지나치게 비판적인 심사로 이어질 수도 있습니다. 또한 IRB 위원들은 연구계획서를 검토하면서 독점적 기밀 정보에 접근할 수 있고, 이러한 정보가 IRB 위원 자신이 진행하는 연구에 매력적인 정보가 될 수도 있습니다. 지나치게 관대한 경향이나 비판적인 경향 모두 IRB가 추구해야 하는 객관적인 심사에 도움이 되지 않는 요소입니다.

IRB 결정에 따른 영향

IRB 결정으로 IRB 위원 자신에게 미칠 영향에 대해 의식할 수 있습니다. 예를 들면, IRB의 개인정보보호 강화 결정에 의해 연구 목적으로 의무기록에 접근하는 것을 제한하는 규정이 신설된다면, 관찰 연구를 수행하고 있는 IRB 위원은 자신의 접근 권한도 제한되기 때문에 위의 사안에 찬성하려고 하지 않을 것입니다.

개인적인 관심사

IRB 위원의 개인적인 관심사도 심사 절차에 방해가 될 수 있습니다. 예를 들어, IRB 위원이 심사 대상 연구의 질환이나 장애 관련 단체에 소속된 회원이라면 단체를 대표하여 의미 있는 의견을 제시할 수도 있지만, 이를 선전하고 옹호하는 역할만 한다면 부정적인 영향을 줄 수도 있습니다.

IRB 위원 외의 직무

IRB 이외의 일상 업무에 종사하는 기관 내 직무로도 이해충돌이 생길 수 있습니다. 예를 들어, 연구 지원을 위한 계약이나 연구비를 더 많이 끌어오는 것을 담당하는 부서의 책임자라면 IRB 업무를 수행하기에 적절하지 않을 수 있습니다. 연구 사업 지원 관계자도 관련 업무로 인해 연구를 비판하기 어렵기 때문에 동일한 문제가 발생할 수 있습니다. 실제 다른 직무로 인한 이해충돌은 최근 미국 연방법 준수 조치(federal compliance actions)에서도 부적절한 상황으로 언급되어 있습니다. 그 밖에 IRB 위원에서 배제되어야 할 만한 사람은 기관 내 법률 자문 변호사입니다. 자문 변호사는 법률적 자문 역할의 측면에서 IRB에 큰 도움이 될 수 있지만, 법률 자문의 주요 역할은 기관을 보호하는 것이기 때문에 연구대상자를 보호해야 하는 IRB 목표와 상충될 수 있습니다. 연구대상자가 행복해야만 기관도 행복하다는 점에서 이 두 가지 목표가 공존할 수 있다고 주장할 수도 있으나, 이와 같은 목표의 충돌을 피하기 위해서는 많은 노력을 기울여야 합니다.

그러나 앞서 논의된 이유로 인해 법률적인 훈련을 받은 IRB 위원의 참여에 따른 이점도 놓쳐서는 안 됩니다. 법률 전문가는 관련 법의 해석과 적용, 주 법률과의 연계 등 여러 가지 방면으로 IRB에 기여할 수 있으므로 그 중요성이 높아지고 있습니다. 이와 유사하게 연구 자금 조달에 대해 잘 알고 있는 IRB 위원도 심사에서 귀중한 의견을 제공할 수 있습니다. 그러나 IRB 업무를 위해 너무 많은 직책을 맡은 보직자를 IRB 위원으로 임명할 때는 신중할 필요가 있습니다.

이해충돌의 원인: 기관 차원

기관 보호

IRB 위원 개개인 입장에서 기관을 보호하려는 부담감과는 별개로, 기관 차원에서도 IRB에 외부적인 압력을 가하는 것을 피해야 합니다. 기관을 보호하는 것은 학장이나 교무처장, 총장 등 보직자들의 당연한 의무이며 앞에서 언급한 바와 같이 IRB 내 역할과 100% 공존 불가능한 것도 아닙니다. 다만, IRB의 주요 역할에 혼란을 초래해서는 안 됩니다. 이러한 역할 분리는 법령 미준수에 대한 처벌을 받는 횟수가 지속적으로 증가하고 있는 기관들이 IRB를 법적 제재를 피할 수 있는 주요 수단으로 보기 때문에 특히 중요합니다.

기관의 명예

좀 더 긍정적인 방향에서 기관의 명성이나 평판에 대한 IRB 위원의 염려로 인해 이해충돌이 발생할 수 있습니다. 수행 중인 연구의 규모로 기관의 명성이나 평판이 좋아질 것이라고 생각하기 때문입니다. 이러한 기관의 명성이나 평판에 대한 욕구가 적절한 IRB 심사와 공존할 수 없는 것은 아니지만, 연구 심사 기준을 완화하는 것에 대한 변명이 되어서는 안 됩니다.

연구 촉진

IRB 위원 개개인의 입장에서(또는 기관에 소속된 IRB의 조직적인 측면에서) 기관 내 연구를 촉진시키고 싶은 욕구도 일반적으로 문제가 될 수 있습니다. 이것은 훌륭한 목표이지만, 이로 인해 연구대상자의 권리와 복지를 보호하는 IRB의 존재 이유가 손상되어서는 안 됩니다.

IRB 위원 활동의 가치

IRB 업무에 대한 저평가는 이해충돌을 발생시킬 수 있는 또 다른 요인입니다.

만약 IRB 업무가 상급자로부터 인정받거나 존중되지 않는다면, IRB 업무를 수행하기 위해 필요한 시간을 할애하고 싶지 않을 것입니다. 부서장과 기관장 등의 보직자들은 IRB 심사 활동이 꼭 필요하고 중요한 활동이라는 점을 인식해야 합니다. 또한 승진과 종신 재직권, 진료 업무 일정을 고려할 때도 IRB 업무를 인정해 주어야 합니다. 어떤 기관은 이러한 수준을 넘어서 IRB 업무에 소요된 시간에 대해 소속 부서에서 보상해 주는 경우도 있습니다.

법적 책임

법적으로 책임을 져야 할 가능성이 있다는 사실은 IRB 결정에 영향을 미칠 수 있는 또 하나의 요인입니다. IRB와 관련된 소송은 상대적으로 적고, 대부분 IRB 업무 수행에 대해 법적 책임을 묻지 않지만, 소송 위협은 소송이 만연한 현 사회에서 당면할 수 있는 가능성 중 하나입니다. 소송은 연구로 인해 손상을 입은 연구대상자뿐만 아니라, IRB가 불공정하게 자신의 연구를 방해했다고 생각하는 연구자에 의해서도 제기될 수 있습니다.

기관이나 지역 사회에서 추구하는 비전과 가치

기관이나 지역 사회가 추구하는 가치는 IRB 위원뿐만 아니라 위원회 전체에 영향을 줄 수 있다는 점에서 이해충돌의 요인이 됩니다. IRB에는 지역 사회의 입장을 반영해야 한다는 법적인 규정이 있으나, 이러한 가치가 IRB 역할과 상충하는 경우도 있습니다. 예를 들면, 일부 기관은 IRB가 검토 중인 연구에서 장기적인 공공 정책 영향을 고려해서는 안 된다는 IRB 관련 규정이 있으나, 이에 반하는 방식으로 사회적 · 정치적 문제(예: 낙태)에 민감하게 반응할 수 있습니다. 이러한 신념이 깊게 자리잡고 있다면, 기관이 가지고 있는 가치로부터의 독립은 실제로 추구하기 어려울 수 있습니다.

신속한 IRB 심사에 대한 부담감

IRB 위원이나 IRB 사무직원은 연구자나 기관으로부터 심사를 신속하게 진행하라는 요청(압력)을 받기도 합니다. 효과적이고 효율적인 심사 체계를 확립하는 것이 모든 이들의 관심 사항이지만, 중요 쟁점들이 간과될 정도가 되어서는 안 됩니다.

기관 보유 지분이나 이익

기관의 이해충돌이 발생할 수 있는 사업체나 회사와의 계약이 증가하고 있습니다. 이런 계약에는 새로운 기술에 대한 특허권이나 파생 회사, 기술 라이센싱, 주식 보유와 같은 것이 포함될 수 있습니다. 기관의 직접적 경제 이익과 연관된 연구를 수행할 예정이라면, 기관으로부터 영향을 받지 않으면서 독립적인 윤리적 감독(예: IRB)이 이루어질 수 있도록 적절한 보호장치가 마련되어야 합니다. IRB의 독립성이 보장될 수 없다면, 다른 IRB에 심사를 요청하거나 다른 기관에서 연구를 수행하는 것이 바람직합니다.

심사비

마지막으로 심사비 청구가 IRB 심사를 편향시키는 이해충돌을 발생시킬 수 있습니다. 연방 연구비 지원 경쟁에서 성공하게 되면 기관은 획득한 연구비에서 상당한 비율을 간접비로 징수하게 되는데, 이는 연구 수행에 필요한 다양한 업무를 지원하기 위한 것입니다. 또한 많은 기관들이 IRB에 대한 추가 지원을 위해서 의뢰자 지원(industry-sponsored) 연구에 대해 심사비를 청구하기 시작하였고, 현재는 대부분의 기관들이 그렇게 하고 있습니다. 수백 달러에서 수천 달러에 달하는 심사비는 업무 수행에 대한 합법적인 수입원입니다. 그러나 심사비는 심사 요청에 따른 것으로 IRB 승인을 조건으로 청구되는 것이 아니라는 점을 분명히 알아야 합니다. IRB 심사비를 징수하는 업무는 IRB가 아닌 다른 메커니즘(예: 계약이나 연구비 관리 부서 혹은 청구 부서)으로 운영하는 것을 권고합니다. IRB는 연구와 관련된 심사비 청구에 대해 완전히 모르는 상태로 운영되는 것이 이상적입니다. 물론 이러한 재정적 측면은 독립된 영리법인인 IRB (independent IRBs)에게 치명적인 이해충돌이 될 수 있습니다. 수입의 대부분이 심사비에서 나오기 때문입니다. 그러나 이를 본질적으로 부적절한 것이라고만 볼 수는 없는데, 많은 독립 IRB가 신뢰할 수 있는 윤리적 심사를 수행하고 있기 때문입니다. 다만, 자신의 명의(IRB 이름)로 하는 사업이기 때문에 추가적인 이해충돌의 요인이 되는 것은 맞습니다. 독립 IRB는 고객(예: 제약회사, CRO)이 얼마든지 다른 IRB와 계약할 수 있기 때문에, 고객의 호의와 만족에 민감할 수밖에 없습니다. 논리적으로 IRB 심사에서 지속적으로 트집 잡히거나 심사가 비호의적이거나 느리다고 생각되면, 제약 회사를 포함한 독립 IRB의 고객은 언제든지 다른 IRB로 옮길 수 있습니다. 독립 IRB는 기관 IRB보다 훨씬 높은 수준의 이해충돌 압력을 받을 수 있으나, 반대로 독립 IRB는 기관의 기대와 압력으로부터 자유롭기 때문에 앞에서 논의된 많은 요소들로부터 자유로울 수 있습니다. 모든 환경은 각각 고유의 동기부여 요인에 의해 영향을 받게 되므로 이해충돌로부터 자유로운 IRB는 없습니다.

법적인 규제

IRB가 독립적이고 편견이 개입되지 않는 방식으로 작동되려면, 부적절한 압력에 노출되어서는 안 됩니다. 미국 연방법에서도 연구자 이해충돌에 관한 법적 규제에 집중하기 훨씬 이전부터, IRB 이해충돌에 대해 별도로 언급하고 있습니다. HHS3(IRB Membership, 2018)와 FDA4(IRB Membership, 2018) 두 법령에 따르면 "연구에 대해 이해충돌을 가진 IRB 위원은 IRB가 요청해서 정보를 제공할 때를 제외하고, 해당 연구의 초기심사나 지속심사에 참여할 수 없도록 해야 한다."고 되어 있습니다. IRB 위원의 이해충돌을 확인하는 절차와 심사에 영향을 줄 수 있는 이해충돌을 가진 IRB 위원을 심사에서 제외시키는 절차를 마련해야 한다는 의미입니다.

IRB 이해충돌의 관리

최근 연구자의 이해충돌이 주목을 받고 있는 것과는 대조적으로, 이와 유사한 IRB 이해충돌은 주목을 받은 적이 별로 없었습니다. 이는 아마도 IRB가 연구 수행에 직접적으로 관여하지 않는다는 사실과 윤리적 검토를 하는 사람이라면 왠지 인간의 본능으로부터 덜 영향을 받을 것으로 생각되는 측면 때문일 것입니다. 이유가 어찌되었든 IRB나 IRB 결정 과정에서 발생할 수 있는 이해충돌을 다룬 저자나 정책 입안자는 거의 없었습니다. 연구자의 '이해충돌'과 마찬가지로 첫 번째로 해야 하는 일은, 가장 어려운 일일 수 있지만 이해충돌이 존재한다는 사실을 인지하는 것입니다. 일단 이해충돌이 확인되고 인정되었으면, '이해충돌'에 따른 영향을 최소화하거나 없앨 수 있는 조치가 이루어져야 합니다. IRB 위원이 심사 대상 연구에 연구자로 참여하고 있는 시나리오를 통해 어떤 조치 방법들이 있는지 알아보고자 합니다. 우선 앞에서 서술된 많은 이해충돌과 유사한 방법으로 대처할 것입니다. 이해충돌에 대한 확인 절차는 일반적으로 연구자이면서 IRB 위원인 본인 스스로의 확인(self-identification)에 의존하게 됩니다. 이해충돌이 확인되면 이해충돌이 있는 연구계획서 심사에서 해당 위원이 어떻게 제외되어야 하는지를 규정과 지침으로 정해두어야 합니다.

IRB 위원의 기피 신청

정식 회의에서 이해충돌에 대한 가장 명확한 해결책은 해당 연구에 대한 심사가 진행되는 동안 문제가 되는 IRB 위원을 회의실에서 물리적으로 퇴실하게 하는 것입니다. 이 방법은 두 가지 원치 않는 영향을 최소화합니다. 첫째, 연구자인 IRB 위원은 당연히 관련 연구계획에 대해 우대하려는 경향이 있을 수 있다는 점입니다. 둘째, 다른 IRB 위원들은 해당 IRB 위원에 대한 배려로 연구에 대해 공개 토론과 비평을 자유롭게 할 수 없다는 점입니다. 그러므로 문제가 되는 IRB 위원이 회의실에서 나가 있는 것이 해당 IRB 위원의 이해충돌 관리에 가장 분명한 방법입니다. 그러나 일부 IRB에서는 다른 연구자들에게서 바라는 것 같이, 해당 IRB 위원이 초기 토론에 참석하여 질문에 답해 주기를 바랄 수도 있습니다. 앞에서 언급된 대로, 이는 관련 규정에 의해 분명히 허용되는 것입니다. 다만 IRB에서 이를 기관의 지침으로 택했다면, 이해충돌이 있는 IRB 위원이 회의실에서 퇴실한 후에 남은 위원들에게 자유로운 토론을 위한 시간이 주어져야 합니다. 그러나 이해충돌 위원이 회의실을 나가면 정족수 미달이 되는 경우가 발생할 수 있습니다. 이 때문에 회의를 중단해야 한다면 난처한 상황에 처할 수도 있습니다. 이해충돌이 있는 IRB 위원이 회의실을 나가는 것이 좋지만, 정족수 규제 요건의 충족을 위해서 해당 IRB 위원의 참석이 필요한 딜레마에 빠지게 됩니다. 이러한 상황에서는 충분한 인원이 참석해야 한다는 정족수 문제보다, 이러한 규제 요건의 이면에 있는 의도인 편견 없는 독립적 조직에 의해 연구가 검토되도록 보장하는 취지가 우선되는 것이 바람직합니다.

저자의 개인적인 의견은 정족수 문제를 해결하기 위해 이해충돌이 있는 IRB 위원이 회의에 참석하고, 이로 인해 취약한 심사가 이루어진다면, 나무만 보고 숲을 놓치는 것이라고 생각합니다. 현재 법령에서는 최소 정족수로서 3명의 IRB 위원(총 인원 최소 5명에서)의 참석을 요구하고 있고 실질적으로 대부분의 IRB가 이보다 더 많은 수의 IRB 위원으로 구성되어 있다는 점을 고려한다면, 이 점이 더욱 설득력이 있을 것입니다. 즉, 20명의 인원으로 구성된 IRB에서 11명의 위원들이 참석했고, 이해충돌이 있는 한 명의 IRB 위원이 일시적으로 자리를 비워야 하는 상황을 상상해 봅시다. 10명이라는 숫자는 법에서 정하고 있는 최소 정족수의 3배를 넘는 숫자임에도, 이해충돌이 있는 IRB 위원을 제외한 10명의 위원이 심사를 진행하기에 충분하지 않다고 하는 것은 납득하기 어렵습니다.

물론 규정에 따라 정족수에 맞는 위원의 참석이 요구됩니다. 그리고 앞서 말한 바가 이 법을 무시하라는 의미는 아닙니다. 가장 좋은 접근방법은 어떤 상황에서도 정족수에 문제가 없도록 적절한 수의 IRB 위원들이 참석하도록 하는 것입니다. 불참한 IRB 위원을 대신하는 예비위원의 참석이나, 회의 날짜에 대한 지속적인 알림, 회의 참석을 반드시 해야 하는 것으로 생각하는 IRB 위원의 선정 등이 도움이 될 것입니다.

결론

IRB 이해충돌은 심사 절차의 신뢰성을 훼손시킬 수 있으므로, 어떤 방법을 이용해서라도 이를 없애야 합니다. 특정 영향이 실제로 존재하든 그냥 인지된 것이든, 내부에서 비롯되었든 외부에서 비롯되었든, 의식적이든 무의식적이든 간에 상관없이 IRB는 이해충돌로부터 자유로울 수 없습니다. 누구도 연구대상자 보호에 대한 IRB 위원들의 성실성과 동기 부여를 의심하지 않습니다. 다만 IRB 위원도 연구자와 동일한 사람이므로 심사 효율성에 영향을 줄 만한 사항은 스스로 인식(self-awareness)해서 도움을 받는 것이 필요합니다.

참고문헌

IRB membership, 45 C.F.R § 46.107 (2018). http://www.ecfr.gov/cgi-bin/retrieveECFR?gp=&SID=83cd09e1c0f5c6937cd9d7513160fc3f&pitd=20180719&n=pt45.46&r=PART&ty=HTML#se45.1.46_1107

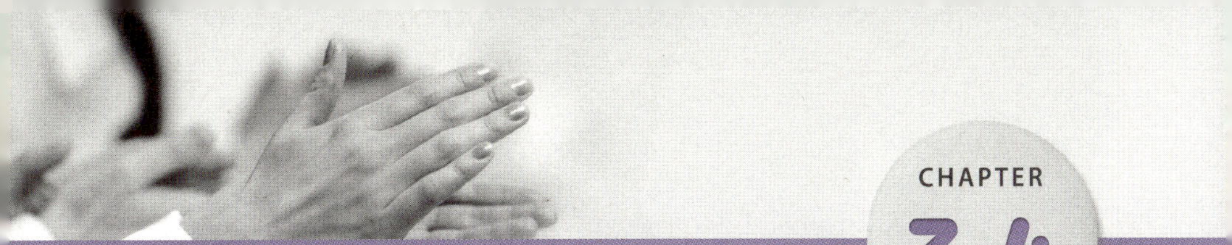

CHAPTER 3.4

연구 광고

Advertisements for Research

Rachel Homer, Rachel Krebs, and Linda Medwar

연구 광고

모든 연구에 대한 광고[포스터, 브로슈어(소책자), 광고 매체 및 대본 등]는 IRB 승인 이후에 사용할 수 있습니다. '연구대상자 모집'이라는 미국 FDA 정보집(1998년)에서는 연구 광고 서식으로 다음과 같은 가이드라인을 제시하고 있습니다:

- 연구자의 성명과 주소 및 연구 실시기관의 명칭과 주소
- 연구대상 질환 및 연구 목적
- 요약된 선정 기준과 제외 기준
- 연구 절차에 대한 간략한 설명
- 연구 참여 시, 예상되는 소요 시간과 연구대상자 준수사항(방문 횟수와 추적 관찰을 포함한 참여기간 등)
- 보상 및 배상
- 연구 장소와 추가 정보를 위한 연락처

다음은 추가로 고려해야 할 사항입니다:

- 연구 참여 광고에서 금전적 보상이 강조되어서는 안 됩니다.
- 연구 참여 광고에 '공짜'나 '재미 있는'과 같은 현혹시킬만한 표현을 사용해서는 안 됩니다.
- 광고하고자 하는 바가 '연구 참여'라는 점을 명확히 해야 합니다.
- 연구 목적에 대해 연구대상자가 오해하지 않도록 해야 합니다.

동의/승낙 과정은 연구대상자의 모집으로 시작되는데, 연구 시작 전부터 연구대상자 모집의 실현 가능성을 생각하고 계획하여야 합니다. 따라서 IRB는 연구대상자 모집을 위해 사용하고자 하는 방법과 자료, 절차, 매체들을 검토해야 합니다. 연구대상자 모집에 흔히 사용되는 방법으로는 광고 매체(전단지, 포스터, 보도 자료, 소책자)와 방송 매체(신문, TV, 라디오, 웹사이트), 모집 편지, 데이터 베이스와 의무기록 검토, 지역 모임에 공지하는 방법 등이 있습니다.

전단지와 포스터, 브로슈어

전단지와 포스터, 브로슈어(소책자)는 잠재적인 연구대상자에게 연구 참여를 요청하기 위해 자주 사용되는 방법입니다. 이런 광고는 대개 연구대상 모집군을 공략하기 가장 좋은 장소에 게시되기도 합니다. 예를 들어, 공개 게시판이나 직장, 사업체, 학교, 대중 교통 수단(버스, 지하철, 기차), 식당과 같은 장소가 대표적입니다. 전단지나 포스터, 브로슈어(소책자) 등의 광고를 사용하기 위해서는 IRB 승인도 받아야 하지만, 게시할 장소의 기관장 허가도 추가로 받아야 합니다. 이러한 허가 취득은 광고 게시 전에 모두 이루어져야 하며, 허가 문서를 IRB에 제출해야 하는 경우도 있습니다. 이러한 형태의 모집 광고는 모두 광고문이므로 잠재적 대상자가 충분한 정보를 근거로 연구 참여를 결정할 수 있도록 정확하고 균형 잡힌 정보를 담고 있어야 합니다. 보상 또는 배상 정보를 광고에 포함시킬지 여부는 연구 성격과 개별 IRB 정책 및 지침에 따라 달라질 수 있습니다. 물론 보상이나 배상 문제가 연구 참여 결정에 주요 요인으로 작용할 수 있지만, 이를 광고에 언급할지 여부는 신중하게 판단되어야 합니다. 또한 연구대상자의 참여를 강요하지 않도록 표현되어야 합니다. 아래 제시된 광고의 예를 보면, 허용될 수 있는 사안과 허용될 수 없는 사안을 구분할 수 있을 것입니다.

그림 3.4-1은 IRB에서 승인되지 않아야 하는 광고입니다. 이 광고에는 다음과 같은 몇 가지 문제점이 있습니다:

- 금전적 보상이 강조됨
- '흥미진진한', '빠른', '첨단', '무료'와 같은 현혹시키는 단어들이 사용됨
- 연구 참여에 적합한 연령이 명시되어 있지 않음
- 연구 목적이 명시되어 있지 않음
- 연구라는 사실에 대한 언급이 없음
- '뚱뚱한'이란 용어는 모욕적일 수 있음
- 연락할 수 있는 담당자의 성명이 누락됨
- 연구 실시기관이 명시되지 않음
- 광고 목적에 대한 오해를 일으킬 수 있음

그림 3.4-1 승인되지 않은 광고

빠르게 살을 빼고 현금을 받으세요!!!
흥미진진한 체중 감량 연구에 참여하세요.

- 당신은 10대입니까?
- 뚱뚱해서 살을 빼고 싶나요?

이러한 질문에 '예'라고 대답하셨다면 체중 감량 연구 참여에 적합한 분이십니다. 무료로 건강 진단을 받고 최신 영양 프로그램에도 참여할 수 있습니다. 또한, ○○○원 상당의 현금과 주차권을 받게 됩니다. 약물 복용은 없습니다.

상세 정보는 (213) 456-9870으로 전화주세요.

그림 3.4-2는 다음과 같은 IRB 승인 가이드라인을 충족시키는 광고입니다:

- 표현 문구가 직설적이고 정직함
- 연구 유형이 명확하게 제시됨
- 연구 참여에 적합한 연령이 명시됨
- 연구 목적이 분명하게 명시됨
- 연구 참여에 따른 이익이 명시됨
- 연락할 수 있는 담당자의 성명이 명시됨
- 연구 실시기관이 명시됨

그림 3.4-2 수정된 광고

체중 감량과 당뇨병 예방 연구.
중요한 영양 연구에 참여해 보세요.

- 13~21세 사이의 연령에 해당하나요?
- 살을 빼기 위해 식습관을 바꾸고 싶나요?

이러한 질문에 '예'라고 대답하셨다면 영양 연구 참여에 적합한 대상자일 수 있습니다. 이 연구의 목적은 제2형 당뇨병의 예방에 있어 다양한 식단의 효과를 비교하는 것입니다. 연구 참여에 따라 종합적인 건강 진단과 영양 프로그램이 제공됩니다. 또한 연구대상자에게 약간의 금전적 보상과 주차권이 제공됩니다. 약물 복용은 없습니다.

청소년(13세 이상)과 성인(21세 이하) 모두 연구에 참여할 수 있습니다.
본 연구는 Central Hospital에서 진행하고 있습니다.

상세 정보를 원하시면 (213) 456-9870번으로 Beth Woods에게 전화주세요.

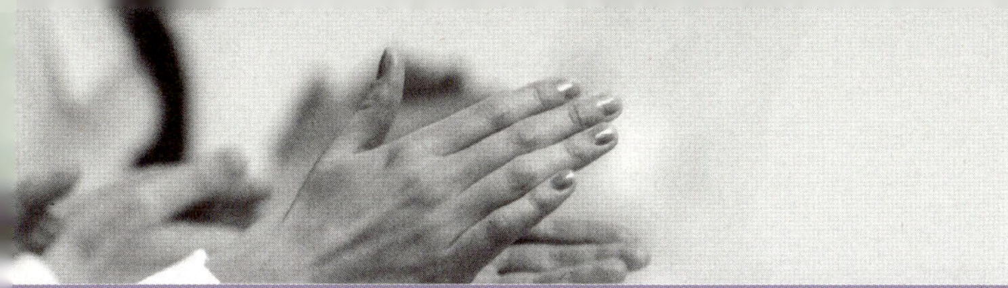

CHAPTER 3.5

연구 참여에 대한 금전적 보상

Paying Research Subjects

Bruce G. Gordon, Joseph Brown, Christopher Kratochvil, Ernest D. Prentice, and Robert Amdur

연구 참여에 대한 금전적 보상

- 연구대상자에게 제공되는 금전적 보상에 대한 윤리적 평가의 시작은 비용 상환인지, 유인책인지를 결정하는 것입니다.
- 비용 상환에는 위험 감수(taking risk)나 불쾌함, 불편을 겪게 되는 것에 대한 보상은 포함되지 않습니다.
- 연구 참여로 인한 실질 비용에 대해 상환하는 것이 기본 수준의 합리적 접근법(minimum reasonable approach)이라 할 수 있습니다.
- 유인책이 될 수 있는 금전적 보상을 허용한다면, 적정 수준의 금액을 결정할 수 있는 2개의 기본 모델(시장 모델과 임금 지불 모델)이 있습니다.

연구 참여에 대해 대상자에게 금전적 보상을 제공하는 것은 논란이 되는 윤리적 이슈 중 하나입니다. 이 장에서는 금전적 보상을 실제로 어떻게 시행하고 접근하고 있는지에 대해 알아보겠습니다.

비용 상환 vs. 유인책

연구 참여에 대한 금전적 보상에 대해 윤리적 평가를 하기 위해서는 우선 금전적 보상이 비용 상환인지, 유인책인지를 결정해야 합니다. 연구 참여로 연구대상자가 부담한 비용을 보상하기 위해 비용을 제공한 것이라면, 이는 비용 상환(reimbursement)입니다. 그러나 이러한 비용 상환과는 달리, 금전적 이익이라는 연구 참여 동기를 부여하기 위해 금전적 보상을 제공했다면, 이는 유인책(inducement)이라고 할 수 있습니다.

비용 상환과 유인책을 구별하는 것은 IRB 평가에서 매우 중요한 부분입니다. 금액에 상관없이 연구 참여로 발생한 비용을 상환하는 것에는 윤리적인 문제가 없습니다. 당연히 비용 상환은 사람들에게 연구에 참여하도록 강요하는 요소가 되지 않습니다. 우려해야 하는 부분은 금전적인 유인책입니다. 어디까지를 적절한 보상으로 간주하고 어느 수준부터 유인책으로 보아야 하는지가 IRB가 짚고 넘어가야 하는 범주라 할 수 있습니다.

금전적 유인에 대한 윤리적 쟁점

금전적 유인과 부당한 영향

연구에 참여하도록 유인하기 위해 돈을 사용하는 것에 반대하는 주된 이유는 이런 금전적 유인이 부당한 영향(undue inducement)을 미친다는 점입니다. 부당한 영향은, 연구 참여는 온전히 자발적이어야 한다는 벨몬트 원칙 중 '인간존중의 원칙'을 위반하는 것입니다. 금전적 유인은 해당 보상이 없었다면, 사람들이 하지 않았을 만한 일(예: 연구 참여)을 하게 할 수 있습니다(실제로도 그런 의도입니다). 이에 대한 반론은 다음과 같습니다. 대상자가 자신의 결정에 따른 최종 결과들을 이해하고 결정한 것이라면, 스스로 원해서 하는 일을 하지 못하도록 막는 것은 IRB의 지나친 간섭이라는 것입니다.

금전적 유인과 벨몬트 원칙 중 '정의의 원칙'

금전적 보상을 통한 유인책에 반대하는 주장은, 경제적으로 어려운 사람이 연구에서의 위험을 상당 부분 감당하게 된다는 것입니다. 이는 벨몬트 원칙 중 '정의의 원칙'을 위반합니다. 이에 대한 반론은, 연구를 부담(burden)으로만 간주해서는 안 된다는 주장입니다. 연구의 이익이 참여하는 연구대상자들에게 주로 분배된다는 점에서, 금전적 보상은 아프리카계 미국인과 같이 전통적으로 임상시험에 잘 참여하지 않는 연구대상군의 연구 참여를 촉진할 수 있으므로 윤리적으로 용인될 수 있고 적절한 절차라는 주장입니다.

금전적 보상 모델

연구대상자에게 금전적 보상을 허용하기로 결정하였다면, 어느 정도의 보상이 적절한 수준인지 결정해야 합니다. 연구대상자를 위한 금전적 보상 모델로써 다음과 같은 세 가지 모델이 제안되고 있습니다: (1) 시장 모델, (2) 임금 지불 모델, (3) 비용 상환 모델.

시장 모델

시장 모델에서는 수요와 공급의 법칙으로 연구 참여에 대해 대상자에게 지불할 금액을 결정합니다. 지불 수준은 연구 참여로 인한 잠재적 위험과 이익 사이의 균형에 따라 결정되는데, 예상되는 이익에 비해서 고위험이거나 큰 불편이 초래될수록, 많은 금액의 지급이 이루어지는 것입니다. 이 모델은 대상자 모집 속도를 높이기 위한 보상 또는 대상자가 연구를 완료하도록 하기 위한 보너스도 허용합니다.

임금 지불 모델

임금 지불 모델의 전제 조건은 다음과 같습니다. 즉, 연구 참여란 약간의 훈련과 낮은 정도의 위험성만이 내포된 미숙련 업무라는 것입니다. 그러므로 시간당으로 표준 임금이 지급되고, 다른 미숙련 노동에 준한 금액을 보상받으며 유해한 시술이 있는 경우에는 보너스가 추가로 지급됩니다.

비용 상환 모델

비용 상환 모델이란, 어떠한 수준의 금전적 보상도 용인할 수 없다고 결정한 IRB가 선택할 수 있는 모델입니다. 비용 상환 모델에서 지불 금액의 결정은 다음과 같습니다. 즉, 대상자가 연구에 참여함으로써 발생하는 실제 경비를 상환하는 것입니다. 경비(expense)에 대한 정의에 약간의 융통성을 두어, 업무를 하지 못한 시간으로 인한 임금 손실을 포함시킬 수 있습니다. 그러나 비용 상환 모델에서는 대상자의 불편이나 불쾌함에 대한 보상은 없습니다.

금전적 보상에 대한 그 밖의 이슈

비례적으로 계산된 보상

미국 FDA에서는 대상자의 임상시험 참여 기간에 근거하여 금전적 보상 금액을 비례적으로 계산하는 시스템을 요구하고 있습니다. 그리고 2018년 FDA에서는 다음과 같이 가이드라인을 업데이트하였습니다: "기간에 비례적으로 지급되는 금전적 보상은 연구 중단이 자발적인 것인지 비자발적인 것인지와 관계없이 지불되어야 한다. 대상자에 대한 보상은 임상시험에 끝까지 참여할 것을 조건으로 지급되지 않아야 하지만, 참여 완료에 대한 인센티브로서 약간의 보상은 FDA에서 허용한다. 단, 해당 인센티브는 강압적이지 않아야 한다."

미성년자에 대한 보상

대부분의 IRB에서는 연구에 참여하는 소아에 대한 금전적 보상 제공을 허용하고 있습니다. 그러나 정부 기관과 전문가 단체에 따라 매우 제한적으로 허용하고 있으며, 때로는 모순된 가이드라인을 제시하고 있습니다. 성인에 대한 금전적 보상 관련 우려 사항이 미성년 대상자에게도 동일하게 적용되지만, 미성년자의 경우에는 더 복잡합니다. 소아와 청소년은 금전적 보상에 다소 영향을 받기 쉬울 수 있으며 그 정도도 연령과 성숙 정도에 따라 다릅니다. 나이 어린 청소년(younger adolescents)과 소아(children)의 경우, 위험에 대한 이해 능력이 제한적이어서 위험-이익 평가를 제대로 수행하기 어렵습니다. 특히 자신은 취약하지 않으며 완벽하다고 자신하는 청소년의 경우에는 더욱 이에 해당되므로 금전적인 유인에 아주 쉽게 넘어갈 수 있습니다.

소아에게 허용되는 금전적 보상과 마찬가지로, 부모에게 금전적으로 보상하는 것도 윤리적인 우려 사항입니다. 미국 소아과학회에서는 "미성년자가 연구대상자로서 연구에 참여하는 대가로, 성인 대리인에게 금전적 보상을 지급하는 경우 중대한 윤리적 문제가 발생된다."고 언급한 바 있습니다(AAP, 1995). 물론, 연구 참여로 인한 재정적 비용(예: 임금 손실, 교통비, 식비)이 부모에게 발생되므로 부모에게 지불하는 것이 더 낫다는 주장도 있습니다.

가장 좋은 타협 방법은 지불 방법을 여러 가지로 조합하는 것입니다. 연구 참여에 따른 재정적 비용은 부모에게 보상하고, 연구 부담을 감내해야 하는 소아에게는 약간의 보수를 지급하는 것입니다. 미성년자에게 직접 지불하는 경우, 시간당 최저 임금에 해당하는 금액을 지불하는 것이 적절한 가이드라인입니다.

복권 추첨 방식의 보상

보상 문제에 더해, 대상자 보상의 형태나 연구 참여 격려 방법으로 복권이나 제비 뽑기(금전이나 상품) 방법의 사용을 허용해 달라는 요청이 종종 있습니다. 복권 추첨은 연구에 참여할 때 시행하거나 연구계획서 준수와 연구 참여 완료를 조건으로 이용할 수도 있습니다.

그러나 복권 사용에는 추가적인 윤리적 문제가 있습니다. 우선 가치 있는 것이 불공평하게 분배된다는 점입니다. 즉, 한 사람만이 복권에 당첨된다는 것이며 이는 벨몬트 원칙 중 '정의의 원칙'을 위반하는 것입니다. 둘째, 대부분의 사람들이 복권 당첨 가능성을 과대평가하기 때문에 거액의 금전적 보상의 제시는 정보에 근거한 적절한 동의 절차를 훼손한다는 점입니다. 당첨 가능성이 적고 상금은 큰 복권일수록 과대평가가 더 심해지므로 특히 더 문제가 됩니다. 마지막으로, 완전히 비용이 발생하지 않는 연구는 없습니다. 비용이 적게 발생하는 연구도 그에 상응하는 보상이 이루어져야 합니다. 소수의 연구대상자에게만 큰 상금을 지불하는 것은 연구대상자의 연구 참여와 보상 간의 균형을 무너트리는 일입니다. 이는 연구 참여에 대한 부당한 유인책이 될 수 있다는 중대한 문제를 초래합니다.

참고문헌

American Academy of Pediatrics, Committee on Drugs. (1995). Guidelines for the ethical conduct of studies to evaluate drugs in pediatric populations. *Pediatrics, 95*(2), 286–294.

U.S. Food and Drug Administration. (2018). *Payment and reimbursement to research subjects: Guidance for Institutional Review boards and clinical ivestigators.* https://www.fda.gov/regulatory-information/search-fda-guidance-documents/payment-and-reimbursement-research-subjects

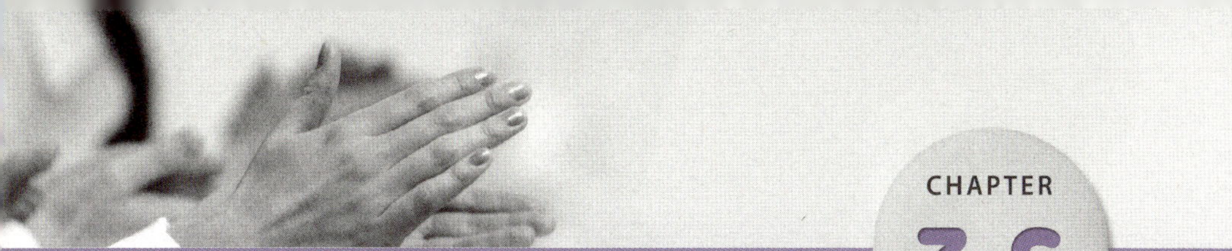

CHAPTER 3.6

연구대상자에게 연구 결과 제공

Access to Research Results

Thomas Keens and Robert Amdur

연구대상자에게 연구 결과 제공

- 연구대상자에게 연구 결과를 제공하는지 여부에 대한 명확한 고지가 선행되어야만 윤리적 연구라 할 수 있습니다.
- 연구대상자에게 연구 결과를 알릴 것인지를 검토할 때, 윤리적으로 가장 중요하게 고려해야 할 사항은 연구 결과의 예상되는 가치와 연구대상자가 이런 추측 정보를 제공받음으로 인해 겪을 수 있는 사회적 · 심리적 위험 가능성입니다.
- 경우에 따라 연구대상자에게 연구 결과를 제공하지 않는 연구 설계가 적절할 수 있습니다.
- 연구 결과를 제공받고 연구대상자가 심각한 정신적 스트레스를 겪을 가능성이 있다면, 연구 참여에 따르는 위험을 최소화하기 위하여 전문가 상담이 연구계획에 포함되어야 합니다.

어떤 질병의 잠재적 바이오마커를 테스트하려는 연구계획서가 제출되었다면, IRB는 연구대상자에게 연구 결과를 제공하는지 여부에 대한 평가를 반드시 하여야 합니다. 연구대상자가 요청을 하지 않아도 연구 결과를 대상자에게 제공하는 연구가 있는 반면, 특정 상황에서만 연구대상자에게 결과를 제공하는 연구도 있습니다.

윤리 원칙

연구 결과를 연구대상자에게 알려야 하는가에 대한 문제는 벨몬트 원칙의 '인간 존중의 원칙'과 '선행의 원칙'에서 다루고 있습니다. 얼핏 보기에 이 두 가지 원칙은 상충되는 것처럼 보입니다.

인간 존중의 원칙

'인간 존중의 원칙'에서 의미하는 윤리적 연구는, 연구대상자에게 자신의 연구 참여 결정으로 인한 결과와 영향에 대해 충분히 이해시키도록 해야 하는 것입니다. 연구대상자에게 연구 결과를 제공할 것인가에 관한 질문에 대해 '인간 존중의 원칙'은 두 가지 방법으로 적용될 수 있습니다. 첫 번째 관점은, 연구대상자에게 결정에 따르는 영향에 대해 충분히 설명한 후, 연구 결과를 제공받을 것인지 여부를 대상자가 스스로 결정할 수 있는 선택권을 주어야 한다는 것입니다. 또 다른 관점은, 연구 결과를 제공받거나 제공받지 않게 된다는 것의 의미에 대해 연구대상자가 이해하도록 해야 한다는 것입니다. 그러나 연구자가 연구 결과를 반드시 공개해야 하는 윤리적 정당성은 없으며, 연구대상자도 반드시 연구에 참여해야 할 필요는 없습니다. 연구 결과에 대한 접근이 제한된 연구에 대해 연구대상자가 동의하지 않을 경우, 해당 연구에 참여하지 않겠다고 말할 수 있도록 자기 결정권을 행사할 수 있는 것이 가장 윤리적인 것입니다.

선행의 원칙

선행의 원칙이란, 연구연구대상자의 잠재적인 이익을 최대화하고 위험은 최소화해야 하는 의무를 말합니다. 만약 어떤 연구 관련 정보가 연구대상자의 이익을 최대화하거나 연구대상자에 대한 위험을 최소화시킬 수 있다면, 해당 정보를 연구대상자에게 제공해야 한다는 것을 의미합니다. 그렇지만 선행의 원칙은 또한 연구대상자에게 위험을 유발할 수 있는 정보라면, 대상자에게 해당 정보를 알리지 않아야 한다는 의미이기도 합니다.

연구 결과의 고지로 인해 초래될 수 있는 상황으로 정신적 스트레스나 사회적 비난, 차별, 그 밖의 여러 가지 사회적 위해가 포함될 수 있으나, 연구 결과로 인해 연구대상자에게 피해가 될 수 있는 경우는 대부분 연구 결과의 의미가 불확실하기 때문입니다. 연구 결과가 확실하지 않은 추측성 정보라면(즉, 임상적 관련성이 아직 입증되지 않은 정보), 선행의 원칙에 따라 연구자는 연구대상자에게 연구 결과를 알릴 의무가 없습니다.

권고 사항

임상연구계획서 심의 시, IRB는 연구대상자에게 연구 관련 정보의 제공 여부를 결정해야 합니다. 이러한 결정을 위하여 IRB는 다음 사항들을 고려해야 합니다:

1. 참여 연구대상자에게 연구 결과를 어느 정도까지 공개할 것인지 명확히 밝히는 것은 윤리적 연구의 절대적 요건이다.

2. 연구대상자에게 연구 결과를 알릴 것인지 검토할 때 윤리적으로 가장 중요하게 고려해야 할 사항은 연구 결과의 예상되는 가치와 연구대상자가 이런 추측 정보를 제공받음으로 인해 겪을 수 있는 사회적 · 심리적 위험 가능성이다.

3. 경우에 따라, 연구대상자에게 연구 결과를 제공하지 않는 연구 설계가 적절

할 수 있다.

4. 연구 결과를 제공받고 연구대상자가 심각한 정신적 스트레스를 겪을 가능성이 있다면, 연구 참여에 따르는 위험을 최소화하기 위하여 전문가 상담이 연구계획에 포함되어야 한다.

추가적인 정보는 2015년 미국 연구대상자 보호 장관 자문위원회(SACHRP)의 권고 사항을 참고하시기 바랍니다: https://www.hhs.gov/ohrp/sachrp-committee/recommendations/attachment-b-return-individual-research-results/index.html

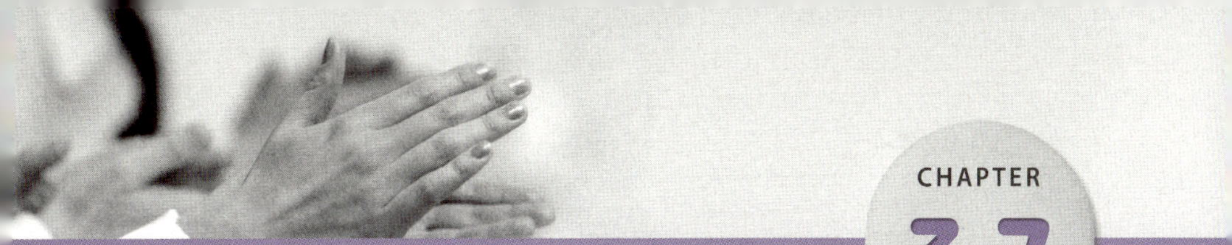

CHAPTER 3.7

연구대상자 속이기

Deception of Research Subjects

Jay Hull, Laurie Sloane, and Robert Amdur

연구대상자 속이기

연구대상자를 속이는 절차가 포함되어 있는 연구에 대한 미국 심리학회(APA)에서 마련한 가이드라인은 다음과 같습니다:

- 신체적 위험이나 불편, 불쾌한 감정의 경험처럼 연구대상자의 연구 참여 의지에 영향을 미칠만한 중요한 측면에 대해 절대로 연구대상자를 속여서는 안 된다.
- 연구 설계 및 진행 특성상 필요한 절차로서 속이기 기법을 연구에 사용한 경우, 가능한 한 조속히 연구대상자에게 이에 대한 설명을 제공해야 한다. 개별 연구대상자의 연구 참여가 종료된 후 바로 설명하는 것이 바람직하지만 늦어도 연구가 종료되기 전이어야 한다.

연구대상자에 대한 연구 정보 제공

- 연구의 과학적 가치(scientific value) 또는 보편적 가치(humane value)를 위해 연구 정보 제공이 지연되거나 보류될 수 있다고 판단된다면, 연구자는 연구대상자에 대한 위험을 최소화하기 위한 적절한 조치를 취해야 한다.

동의서에는 다음의 가이드라인이 적용되어야 합니다:

- 연구대상자를 속이는 절차의 일부분으로 동의서를 사용해서는 안 되며, 동의서에는 사실이 아닌 내용이 포함되지 않아야 한다.

연구대상자 속이기(계속)

- 동의서에는 연구에서 시행되는 절차에 대해 가능한 한 많은 정보가 제공되어야 한다.
- 연구 절차에 대한 설명으로 인해 연구가 훼손될 수 있다면, 동의서에 세부 내용을 상세히 제공하지 않아도 된다.

이 장에서는 연구에 참여한 연구대상자를 의도적으로 속이는 연구에 대해 논의하고자 합니다. 속이기 기법은 인간의 행동과 특성을 평가하는 연구에서 흔히 사용됩니다. 속이기 기법을 사용하는 이론적 근거는, 자신의 행동이 평가되고 있다는 사실을 알게 되면 사람들이 다르게 행동할 수 있기 때문에 연구에서 정확한 정보를 얻지 못 한다는 것입니다.

속이기 절차가 포함된 연구를 위한 가이드라인

인간 행동의 어떤 측면에 대해서 속이기 기법 없이 연구가 불가능하다면, 해당 연구의 정당성 문제는 이후 비용과 이익에 대한 문제로 이어지게 됩니다. 연구대상자 속이기를 통해 얻게 되는 지식에 대한 이익이 속이기로 발생할 수 있는 잠재적 위해성을 정당화할 수 있는지 여부입니다. 이 문제는 어느 정도 개인의 가치 문제에 해당합니다. 그러나 속이기 기법으로 인한 부정적인 영향을 최소화하기 위해서는 구체적인 행동 규범이 필요합니다. 속이기와 관련된 행동 규범을 미국 심리학회에서 다음과 같이 수립하였습니다:

8.07 연구에서 속이기

a. 심리학자는 다음의 경우를 제외하고는 속이기 기법을 사용해서는 안 된다. 연구가 향후 의미 있는 과학적 · 교육적 가치와 응용 가치가 있어 속

이기가 정당화될 수 있다고 판단되는 경우 그리고 비슷한 효과를 가진 비(非)속이기 방법이 불가능한 경우이다.

b. 심리학자는 육체적 고통 또는 심각한 감정적 위해를 유발할 수 있다고 예상되는 연구라면 잠재적 연구대상자를 속이지 않아야 한다.

c. 심리학자는 가능한 한 조속히 연구대상자들에게 속이기가 연구 설계와 진행에서 중요한 부분이었다는 점을 설명해야 한다. 개별 연구대상자에게 연구 참여 종료 후 바로 설명하는 것이 가장 좋지만, 적어도 자료 수집이 종료되기 전에 설명해야 한다. 이는 연구대상자들에게 자신들의 데이터가 연구에 포함되지 않도록 결정할 수 있는 기회를 주기 위해서이다(APA, 2017).

8.08 연구대상자에게 연구 정보 제공

a. 심리학자는 연구대상자들에게 참여 연구의 특성과 결과, 결론에 대해 적절한 정보를 얻을 수 있는 기회를 제공해야 한다. 또한 연구자들이 알고 있는 바에 대해 연구대상자들이 오해할 수 있는 부분이 있다면, 연구자는 이를 교정할 수 있는 합리적인 조치를 취해야 한다.

b. 연구의 과학적 가치(scientific value) 또는 보편적 가치(humane value)를 위해 연구 정보의 제공이 지연되거나 보류될 수 있다고 판단된다면, 심리학자는 연구대상자에 대한 위험을 최소화하기 위한 적절한 조치를 취해야 한다.

c. 연구 절차로 인해 연구대상자에게 위해가 발생할 수 있다는 사실을 인지한 경우, 심리학자는 이러한 위해를 최소화하기 위한 적절한 조치를 취해야 한다(APA, 2017).

미국 심리학회(APA)에 따르면 연구 중 속이기 기법 사용 시, 기본적으로 다음 요건을 준수해야 합니다. (1) 연구자는 속이기 사용으로 발생하거나 악화될 수 있는 잠재적 위해를 명확히 고려하여 비용/이익 분석을 수행해야 하고, (2) 대안적 연구 방법에 대한 고려가 필요하며, (3) 연구 종료 후 속이기에 대해 대상자에게 충분한 설명을 제공하거나 또는 해당 정보 제공의 유보가 명확하게 정당화될 수 있는 경우여야 합니다. 그리고 어떠한 경우에도 연구대상자의 안전과 편안함이 가장 우선시되어야 합니다.

동의서에 대한 가이드라인

속이기 절차는 그 정의에 따라 충분한 정보 제공에 따른 동의와 양립할 수 없습니다. 이에 미국 심리학회에서는 행동 강령을 통해 다음과 같은 내용을 분명히 하였습니다: "3.10의 기준에 따라 정보에 근거한 동의를 취득할 때 심리학자는 연구대상자에게 잠재적 위험이나 불편 또는 이상반응과 같이 연구 참여 의지에 영향을 줄 수 있다고 합리적으로 예측되는 요소에 대하여 정보를 제공해야 한다."(8.02 정보에 근거한 동의, pp.10~11). 다른 말로 설명하자면, "심리학자는 신체적 위험이나 불편, 불쾌한 감정의 경험과 같이 연구대상자의 연구 참여 의지에 영향을 미칠만한 중요한 측면에 대해서는 절대 대상자를 속여서는 안 된다."(2002, p.807(b)). 연구대상자들에게 연구에 대한 정보를 모두 제공하지 못 할 수 있지만, 분명한 것은 연구를 훼손하지 않는 범위 내에서 관련 정보를 최대한 제공해야 한다는 점입니다. 부정확한 정보(inaccurate information)를 제공하는 동의서라면 IRB에서 승인하지 않을 것을 권고합니다. 동의서는 다음의 가이드라인을 따라야 합니다:

- 연구대상자를 속이는 절차의 일부분으로 동의서를 사용하면 안 되고, 동의서에는 사실이 아닌 내용이 포함되지 않아야 한다.

- 동의서에는 연구에서 시행되는 절차에 대해 가능한 한 많은 정보가 제공되어야 한다.
- 연구 절차에 대한 설명으로 인해 연구가 훼손될 수 있다면, 동의서에 세부 내용을 상세히 제공하지 않아도 된다. 연구자와 연구대상자의 관계에서 연구자는 존엄성을 지닌 또 다른 인간으로서 대상자를 대해야 하는 책임이 있다는 가이드라인에 유념해야 한다(Kelman, 1967, p.5).

참고문헌

American Psychological Association. (2002). *Ethical principles of psychologists and code of conduct.*

American Psychological Association. (2017). E*thical principles of psychologists and code of conduct.* https://www.apa.org/ethics/code/code/

Kelman,H.C. (1967). Human use of human subjects: The problem of deception in social psychological experiments. *Psychological Bulletin, 67*, 1–11.

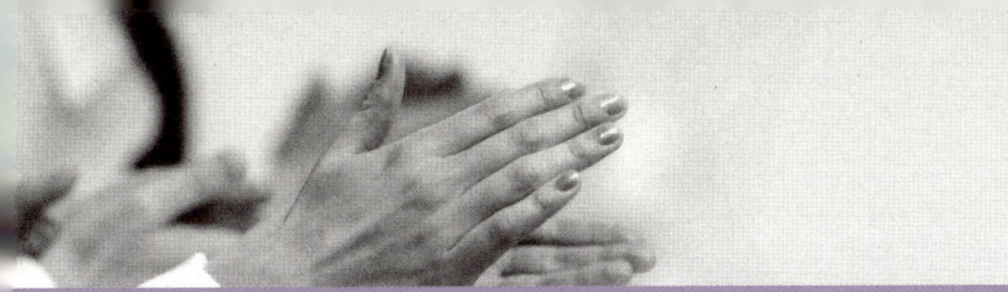

CHAPTER 3.8

질적 사회과학 연구

Qualitative Social Science Research

Dean R. Gallant and Robert Amdur

질적 연구

- 충분한 정보에 근거한 동의는 질적 연구에서 가장 중요한 부분입니다. 대부분의 질적 연구가 탐색적 속성을 가지고 있어, 연구가 시작되는 시점까지도 연구진조차 탐구하고자 하는 영역을 정확히 알지 못하는 경우가 있습니다.
- 질적 연구는 연구대상자가 연구에 참여하는 과정 전반에 걸쳐 동의가 유지되도록 설계되어야 합니다.
- 질적 연구의 연구자는 신고를 해야 하는 특이한 상황에 마주칠 수도 있습니다. 예를 들어, 소아/노인 학대와 방임의 증거를 확보하거나, 본인이나 타인이 피해를 입힐 가능성이 예상되는 경우 등이 대표적입니다. 연구자가 신고를 해야 할 상황에 노출될 가능성이 있다면 이러한 상황을 미리 대비해 두어야 합니다.
- 식별 가능한 정보가 오랜 기간 동안 보유되거나 민감한 주제를 다루는 경우라면, 미국 연방법과 주법, 지방법에 따라 공개해야 하는 의무에서 벗어나 보호받을 수 있도록 비밀 보장 증명서를 받아 두는 것이 적절할 것입니다.

모든 연구가 가설 검정 형식(standard hypothesis driven format)에 따라 수행되는 것은 아닙니다. 실험실이나 임상시험 환경이 아닌 곳에서 이루어지는 연구도 있습니다. 대표적인 연구로 인류학자나 민속학자, 사회과학자, 설문조사자, 심리학자, 구술 역사학자 등이 오랜 전통을 가지고 연구해 오고 있는 질적 연구 분야가 있습니다. 가설을 실험하고 검정하기보다는 가설을 만들어 내는 것이 질적 연구의 목적입니다. 질적 연구 방법론으로는 관찰(연구대상자 관찰)이나 설문조사, 자료수집, 인터뷰, 기존 자료 검토/분석이 있습니다. 질적 연구 분야가 워낙 넓기 때문에 IRB는 물론 연구자, 연구대상자 모두가 매우 특별한 상황에 노출될 수 있습니다.

질적 연구에서 발생할 수 있는 위험의 유형 Types of Risk Qualitative Research

비밀 보장 파기 Breach of Confidentiality

자신의 일상생활을 친구나 동료들과 공유하는 것은 일상적인 일입니다. 그러나 많은 형태의 질적 연구는 연구대상자의 정보를 수집하여 연구 결과로 출판하고 발표하는 것이 목표입니다. 리포터처럼 대상자들이 한 말을 직접 인용하는 것이 아니더라도, 대개 조사로 얻어진 정보를 요약정리해 발표하고는 합니다. 만약 연구대상자나 다른 사람이 알아차릴 수 있을 정도로 연구대상자에 대한 신원 보호가 허술하다면 연구대상자는 매우 곤란해하거나 불쾌할 수 있습니다. 더 나아가 심각한 피해를 입을 수도 있습니다. 발표된 자료에만 한정되지 않으므로, 연구자들은 민감한 자료에서 식별 가능한 정보는 가능한 한 신속히 분리시켜야 합니다.

개인정보의 침해Violation of Privacy

개인정보보호는 용인될 수 없는 침해(unsanctioned intrusion)로부터 자유로운 상태를 의미합니다. 개인에게는 개인정보를 존중받을 권리가 있으며, 여기에는 자신의 정보를 타인과 공유하는 정도와 시기, 환경을 통제할 수 있는 권리도 포함됩니다. 개인정보의 침해는 벨몬트 보고서에서 언급한 '인간 존중의 원칙'을 위반하는 것입니다.

악행의 정당화Validation of Bad Behavior

연구에 따라서 본래의 의도와 다르게 연구대상자의 바람직하지 않은 특징을 촉발시킬 수 있습니다. 예를 들어, 10대들의 마약류 사용에 대한 연구에서 연구자는 연구대상자와 신뢰 관계를 돈독히 할 필요가 있으며, 이를 위해 그들의 약물 복용 행동을 비난하지 않고 대화를 이어가야 하는 상황에 처할 수도 있습니다. 10대들의 경우, 이처럼 옳고 그름을 비판하지 않는 관계 속에서 스스로의 행동이 성인들(특히 교수 연구자인 경우)도 받아들일 만한 행동이라고 잘못 판단하는 결과를 초래할 수 있습니다. 연구 활동으로 연구대상자의 유해 행동이 더 증폭될 가능성이 있다면, IRB는 연구자와 우려 지점을 심도 있게 논의해야 합니다. 이를 통해 엄격한 과학적 객관성과 책임 있는 사회적 가치 사이에 존재하는 격차를 좁히도록 노력해야 합니다.

타인에게 피해를 줄 위험Risk of Harm to Others

'2차 대상자(secondary research subjects)'란, 연구에 직접 참여하지는 않았으나 연구자가 인터뷰나 전해 들은 말로 '2차 대상자'의 관련 정보를 얻게 된 경우를 말합니다. 1999년 12월 미국 연구대상자보호국(OHRP)에서 IRB 권한을 정지시킨 근거로서 2차 대상자들로부터 동의를 획득하지 않은 점을 언급한 바가 있습니다. 이에 구술 역사학자와 유전학자들은 다음과 같은 반론을 제기하였습니다. 만약 이러한 지침이 넓게 해석된다면, 연구자들은 간접 정보를 얻게 되는 사람들 모두에게서 동의를 받아야 하는데, 모든 2차 대상자 동의 취득은 현실적으로 불가능하므로 자신들의 연구 대부분이 중단되어야 한다는 것이었습니다. 연구 커뮤니티에서 이에 대해 많은 논의가 진행되었고, 논의 끝에 다음과 같은 합의점을 찾았습니다. 'IRB 심사면제 대상'이 아닌 연구의 '2차 대상자'라면 관련 법규 상의 정의에 따라 반드시 '인간 연구대상자(human subjects)'로 고려되어야 합니다. 또한 해당 대상자들의 개인 식별 정보(identifiable private information)를 수집하고자 한다면 연구 참여에 대한 동의 취득이 요구되고, 동의 면제 기준에 합당한 경우에는 동의 면제 결정도 받을 수 있습니다.

충분한 정보에 근거한 동의 Informed Consent

내용은 약간 다를 수 있으나 충분한 정보에 근거한 동의는, 가설 검정 연구와 마찬가지로 질적 연구에서도 매우 중요합니다. 다만 많은 연구들이 탐색적 속성을 가지고 있어 연구진조차도 탐구하고자 하는 분야를 정확히 알지 못할 수 있습니다. 이런 이유로 연구대상자들에게 잠재적인 연구 절차와 위험을 100% 모두 알리는 것이 불가능할 수 있습니다. 가장 이상적인 것은 다른 연구와 마찬가지로, 연구대상자가 연구에 참여하는 시작 시점부터 끝나는 시점까지 동의 절차를 지속하는 것입니다. 연구자가 연구를 다듬어 나가면서 대상자의 자발적인 연구 참여를 보장해야 하며, 연구 참여에 따른 위험과 이익을 지속적으로 이해시켜 나가야 합니다.

신고가 필요한 상황 Reportable Situations

일부 연구에서는 민감하고 사적인 주제를 다루어야 하고, 연구대상자의 일상생활을 심층 조사해야 하는 경우도 있습니다. 이는 당국에 신고해야 하는 상황에 노출될 수 있다는 뜻입니다. 대표적인 예로, 소아나 노인에 대한 학대/방임 증거를 확보하거나, 대상자 본인이나 타인에게 피해를 입힐 가능성이 예상되는 경우입니다. 대부분의 주에서는, 관계 당국에 해당 내용을 보고해야 하는 법적 의무를 정하고 있습니다. 신고해야 할 상황에 직면할 가능성이 있는 연구자라면 이러한 상황을 미리 준비해야 하며, 연구자 신고 의무를 대상자에게 미리 알려주는 절차가 필수적으로 있어야 합니다. 연구 성격과 연구대상자 집단에 따라 동의서에 신고 의무를 상세히 언급할 수 있으며, 보고할 만한 상황이 발생할 가능성이 낮을 경우에는 발생 시에만 적용되는 특수 절차로만 다룰 수 있습니다.

비밀 보장 증명서 Certificate of Confidentiality

신고할 만한 정보를 다루는 연구가 아니더라도, 식별 가능한 정보 노출로 인해 연구대상자의 사회적 평판이나 관계, 고용 가능성, 법적 신분이 위협받을 수도 있습니다. 법에서는 사회과학이나 의학 연구자들에게 연구자의 특권을 인정하지 않고 있습니다. 즉, 연구 자료는 소환장이나 다른 기관의 법적 조사에 사용될 가능성이 있습니다. 식별 가능한 정보를 오랜 기간 동안 보유하는 연구이거나 민감한 주제를 다루는 연구라면, 미국 연방법 및 주법에 따라 공개해야 하는 의무로부터 보호받을 수 있는 비밀 보장 증명서를 확보할 필요가 있습니다.

2017년 이후로, 식별 가능한 민감한 정보를 수집하는 경우, 의생명 연구 및 행동관찰 연구, 임상연구 등의 건강 관련 연구로서 미국 보건복지부(DHHS) 지원 연구에 대해 자동으로 비밀 보장 증명서가 발급됩니다. 연구자는 미국 연방 재원이든 아니든 연구 재원에 관계없이 건강 관련 연구에 대해 비밀 보장 증명서를 DHHS에 신청할 수 있습니다. 물론 증명서만으로 연구자가 정보 공개를 거부할 수 있는 것은 아니지만(일부 주에서는 비밀 보장 증명서보다 법적 보고 요구가 우선시됩니다), 증명서는 연구대상자에 대한 추가적인 보호장치를 제공할 수 있습니다.

구술사 연구 Oral History

2003년 미국 구술사학회(Oral History Association, OHA)와 OHRP 사이에 논쟁이 있었습니다. 이 논쟁의 결과, OHA에서 다음과 같은 정책 성명서를 발표하였습니다. 즉, 구술 채록 프로젝트(oral history interviewing project)는 인간 대상 연구 정의에 해당하지 않으며, IRB 심사 대상이 아니라는 내용입니다. 구술 채록 프로젝트 대부분은 "일반화할 수 있는 지식을 생산하거나 기여하고자 설계된" 활동이 아니라는 것입니다(45 CFR 46.102). 이러한 성명서의 내용은 구술사 학회와 IRB 사이의 큰 논쟁 거리였습니다.

이후 OHRP와 관련 기관에서는 논평을 통해 해당 상황을 명확히 하고자 노력하고 있습니다. 2018년에 개정된 법규에 따르면, OHRP의 입장은 다음과 같습니다: 구술사 연구를 포함한 특정 학술 및 저널리즘 활동은 직접적으로 특정 개인에만 집중하여 정보를 수집하는 활동인 경우, 연방 IRB 규정에 의거하여 연구로 간주되지 않습니다(45 CFR 46.102(1)(1)). 해당 이슈는 단순히 제안된 프로젝트의 구술 채록 인터뷰 포함 여부의 문제가 아닙니다. IRB는 구술사 자료를 수집하는 프로젝트가 인간 대상 연구에 대한 미국 연방 규정의 정의를 충족하는지 여부를 신중하게 판단해야 합니다. 예로서, 역사적 또는 사회적 현상에 대한 특정 개인의 경험을 확인하고 기록하고자 하는 목적으로 행해지는 일련의 인터뷰라면 2018년 법 규정에 따라 연구로 간주되지 않습니다. 그러나 반대로, 어떤 민족적 · 사회적 · 문화적 집단 내 구성원들의 공통적 경험을 확인하고 분석하고자 하는 목적으로 설계된 일련의 인터뷰라면 연구의 정의에 부합될 가능성이 있습니다. 조사 대상이 되는 집단 또는 현상에 대한 일반화가 가능한 지식의 개발 또는 기여가 활동의 의도이기 때문입니다.

CHAPTER 3.9

동의(서면 동의) 면제와 변경

Waiver or Alteration of Informed Consent or Documentation Thereof

Marianne M. Elliot and Robert Amdur

동의를 면제하거나 변경할 수 있는 조건(46.116(d))

- 연구대상자에 대한 위험 수준이 최소위험 이하의 연구이다.
- 동의 면제나 변경으로 인하여 연구대상자의 권리나 복지에 부정적인 영향을 미치지 않는다.
- 동의 면제나 변경 없이는 실제로 연구를 수행할 수 없다.
- 적절한 경우, 연구대상자는 연구 참여 후 관련 정보를 추가로 제공받을 수 있다.

IRB에서 서면 동의를 면제할 수 있는 조건(46.117(c))

- 연구대상자와 해당 연구 사이의 유일한 연결 고리가 동의서인 상황으로 연구의 주된 위험이 기밀유지 위반으로 인한 잠재적 위해뿐이라면, 모든 연구대상자에게 자신과 연구를 연결할 수 있는 기록을 문서화하는 것을 원하는지 여부를 질문하고 연구대상자의 의사에 따라 정하여야 한다.
- 최소위험 이하의 연구로서, 연구가 아닌 상황이라면 일반적으로 서면 동의가 요구되지 않았을 만한 절차인 경우이다.
- 연구대상자가 서식에 서명하는 것이 일반적인 행위로 받아들여지지 않는 특정한 문화 집단의 구성원일 경우이다. 다만 최소위험 이하의 연구에만 제한되며 연구자가 동의 절차를 기록할 수 있는 대안의 방법이 있어야 한다.

이 장에서는 미국 Common Rule에 명시되어 있는 동의 취득에 대한 면제나 변경 또는 서면 동의(documentation)에 대한 면제를 허용하는 명확한 4개의 예시를 제시하고자 합니다. IRB에서는 연구과제를 검토하면서 많은 뉘앙스를 접하게 되는데, 이러한 동의 면제와 서면 동의 면제에 대한 구분과 융통성은 IRB 심사 과정에서 명확히 이해되고 적절하게 기록되어야 합니다.

2018년에 개정된 미국 Common Rule에서는 연구대상자의 정보나 인체유래물 사용 시 '포괄적 동의(broad consent)'에 대한 면제나 변경(116(f)) 관련 섹션이 추가되었고, 대상자에 대한 스크리닝이나 모집 또는 적합성 여부 결정을 위한 대상자의 정보나 인체유래물의 사용에 대해 IRB가 동의 면제 결정을 할 수 있는 요건이 추가되었습니다(116(g)). 동의 절차의 문서화와 관련하여, 2018년 개정된 Common Rule에 따르면, 전자 서명(electronic signature)이 허용되었고(117(a)); 동의서 서식을 읽게 하는 대신 연구대상자에게 구두로 설명할 수도 있다고 명시되어 있으며(117(b)(1)); 동의서 요약본 사용에 대한 언급도 추가되었습니다(117(b)(2)). 그리고 앞서 기술한 바와 같이 연구대상자가 서식에 서명하는 것이 일반적인 행위로 받아들여지지 않는 특정한 문화 집단의 구성원일 경우에 서면 동의 면제를 허용합니다. 다만 이는 최소위험 이하의 연구에 한정적으로 적용되며 연구자가 동의 절차를 기록할 수 있는 대안의 방법이 있어야 합니다(117(c)). 이러한 새로운 조항들에 대해서는 더 이상 이 장

예시 1

본인의 신체 이미지에 대한 인식과 느끼는 기분(mood) 사이에 어떤 관련이 있는지를 알아보고자 하는 연구이다. 우선 연구대상자는 자신들의 신체 이미지에 대한 설문과 기분 평가 척도를 작성한다. 이후 부정적인 기분을 불러일으키려고 의도된 이미지를 제시한 후, 동일한 설문지와 기분 평가 척도를 작성하도록 한다. 연구에서 평가하고자 하는 것은 부정적인 기분을 일깨우는 이미지의 효과이다.

에서 다루지 않을 것이며, 필요시 2018년 개정 Common Rule을 주의 깊게 검토할 것을 권고합니다. 또한, 동의 면제의 특별한 사례인 응급 상황 연구에서의 동의 면제도 다루지 않을 것이며, 미국 건강정보 이전과 책임에 관한 법률(Health Insurance Portability and Accountability Act, HIPAA)에 따른 동의 면제 요건에 대해서도 다루지 않을 예정입니다.

상기 예시 연구에서, IRB는 다음에 근거하여 동의 절차의 변경(alteration)이 적절한지 판단할 수 있습니다:

1. **최소위험 연구이다.**

   본 연구에서 사용되는 시각적 이미지는 건강 또는 운동 잡지나 영화에서 보았을 만한 이미지와 크게 다르지 않습니다. 자극적인 이미지도 없으며 사용되는 설문지와 평가 척도도 표준적인 사회 심리 검사에서 사용되는 것이며 유효하고 신뢰할 만한 것입니다.

2. **연구대상자의 권리와 복지에 유해한 영향을 미치지 않는다.**

   실제 연구 절차에 대한 설명과 연구 참여로 예상되는 이익은 없다는 사실과 언제든지 연구 참여를 그만 둘 수 있으며 이로 인한 불이익은 없다는 점에 대해 연구대상자들에게 사전 고지하였습니다. 다만, 본 연구가 단일 목적 연구이며 수집된 자료는 해당 목적으로만 평가될 것이라는 사실은 연구대상자에게 알리고 있지 않습니다.

3. **동의 절차의 면제나 변경 없이는 실제로 수행될 수 없는 연구이다.**

   본 연구는 인간 행동 특징을 평가하고자 하는 연구로서, 연구대상자가 평가되고 있다는 사실을 인식하게 되면 영향을 받을 가능성이 있습니다.

4. **연구 참여 종료 후, 연구대상자에게 추가로 연구 정보를 제공하는 것이 적절한 연구이다.**

   연구자는 연구 참여 후에 연구의 실제 목적에 대해서 알리고, 해당 연구 설계를 왜 선택하게 되었는지 설명합니다. 연구대상자가 연구 참여로 정신적 고통을 호소하거나 불안해한다면, 궁금해할 만한 질문에 답할 시간을 할애할 것이고 연구대상자들에게 적절한 서비스에 대한 정보를 제공할 것입니다.

예시 2

임상적으로 복부 수술을 받아야 하는 환자를 대상으로, 수술 전후 혈액 검사 수치 변동 여부와 합병증 발생 빈도 간의 상관 관계를 알아보고자 한다. 연구자는 작년에 복부 수술을 받은 환자들의 진료 기록과 내년에 수술이 예정된 환자들의 진료 기록을 검토하려고 한다. 사전 예상에 따르면 해당 병원에서는 매년 약 1,000건의 복부 수술이 시행되고 있다.

본 연구를 위해 복부 수술과 관련하여 다음과 같은 자료를 제한적으로 수집하고자 한다. 수술 전 진단명과 복부 수술 종류, 수술 전/후 특정 혈액 화학 검사 수치, 수술 후 문제점, 대상 환자의 연령 자료이다. 수집 자료는 이중 암호화하여 연구자만 자료와 개인 신원 정보를 연결할 수 있도록 할 것이다. 드물게 자료 정확성을 검증하기 위한 경우에만, 해당 연구자만이 링크가 가능하도록 하였다. 환자가 퇴원하기 이전에는 해당 환자의 기록이 검토되지 않을 것이므로 연구 결과는 환자의 임상적 치료에 전혀 영향을 미치지 않는다.

상기 예시 연구에 대해서 IRB는 다음에 근거하여 동의 면제가 적절한지, 이전에 언급된 기준에 부합하는지 판단할 수 있습니다:

1. 최소위험 연구이다.

   본 연구는 제한된 정보만을 수집하는 의무기록 검토 연구입니다. 또한 수집되는 정보는 민감한 정보가 아니며 임상적으로 필요한 시술로부터 얻어지는 정보입니다. 검토하고자 하는 정보는 특정 자료로만 제한되어 있고 수집된 자료를 이중 암호화하여 정보 노출에 따른 비밀 보장 파기의 위험을 최소화하고 있습니다.

2. **연구대상자의 권리와 복지에 유해한 영향을 미치는 연구가 아니다.**
   임상적으로 필요한 수술 절차와 이와 관련된 혈액 화학 검사는 연구와 상관 없이 이미 시행된 것이거나 또는 시행될 절차입니다.

3. **동의 면제나 변경 없이는 실제로 수행될 수 없는 연구이다.**
   불가능한 것은 아니지만, 수천 명의 잠재적인 연구대상자들에게 연락을 취하여 진료 기록 검토를 위한 동의를 받는 것이 현실적으로 시행 가능하지 않습니다.

4. **연구 참여 종료 후 연구대상자들에게 추가 정보를 제공하는 것이 적절하지 않다.**
   본 연구 결과는 연구대상자에게 영향을 미치지 않을 것이기 때문에, 연구에 대한 추가 정보를 대상자에게 제공하는 것이 적절하지 않습니다.

IRB에서 서면 동의(서명 기록)를 면제할 수 있는 요건 (45 CFR 46.117(c))

예시 **3**

지역 병원에서 산전 관리를 받고 있는 임산부들을 대상으로 한 금연 프로그램의 유효성을 평가하고자 하는 연구이다. 산전 관리 중 금연 프로그램에 참여하고 있는 임산부들에게 프로그램 설문지의 작성을 요청한다. 일회성 조사로서 임산부들이 금연 프로그램을 얼마나 잘 따르고 있는지, 프로그램 개선에 대해 어떻게 느끼고 있는지에 대한 질문들이 포함될 것이다. 설문지에는 임산부 식별 정보가 수집되지 않으며, 설문조사 참여 여부가 병원에서 받게 될 진료에 영향을 주지 않는다.

상기 예시 연구는 연구대상자에 대한 최소위험 이하의 연구로서, IRB에서 서면 동의 취득을 면제할 수 있습니다. 설문지에 연구대상자에 대한 식별 정보가 포함되어 있지 않고, 연구 목적도 프로그램의 유효성 평가에만 해당됩니다. 일반적으로, 연구가 아니라면 설문지 작성에 서면 동의를 하지 않습니다. 설문지를 작성함으로써 연구대상자는 연구 참여에 동의하는 것입니다. 이 경우, IRB는 연구에 대한 요약이나 정보를 대상자에게 제공하도록 요구할 수 있습니다.

예시 4

연구자는 트랜스젠더와 게이, 레즈비언, 양성애자를 옹호하는 학내 동아리에 가입한 대학생들과의 일대일 개별 인터뷰를 계획하고 있다. 본 연구 목적은 이들에 대한 보건의료 서비스의 질을 평가하는 것이다. 연구자는 해당 동아리 모임에서 전단지와 정보를 배포하여 연구대상자를 모집하고자 한다. 연구자가 잠재적인 연구대상자들에게 직접 연락할 것이며, 6개월 간격으로 두 번 일대일 개별 인터뷰를 실행하려고 한다. 인터뷰는 녹음되고, 연구대상자에게 인터뷰 동안 익명을 사용하도록 요구할 것이며, 각 연구대상자는 녹음테이프에서 암호화된 번호를 부여받을 것이다.

상기 예시 연구에서 IRB에서 확인한 바는 연구대상자와 연구를 연결하는 유일한 기록이 동의서라는 것입니다. 본 연구의 주요 위험은 고의 또는 의도치 않게 해당 동의서가 공개되었을 경우에 발생하는 기밀유지 위반에 따른 위해 가능성입니다. 연구대상자에 대한 이러한 잠재적인 위험을 최소화하기 위해, 별도의 문서 같은 곳에 동의 상황에 대한 기록만을 남기고 동의 과정은 모두 구두로만 진행하도록 할 수 있습니다. IRB는 연구대상자들에게 연구와 본인을 연결할 수 있는 기록을 제공받기를 원하는지 확인하도록 하여 개별 연구대상자의 의사를 존중하여 결정하도록 할 수 있습니다.

또한 IRB는 연구자에게 연구에 대한 요약이나 정보를 연구대상자들에게 제공할 것을 요구할 수 있으나, 이미 사회적 낙인이나 창피함, 사회적 배척 등으로 힘들 수 있는 상황에서는 연구 정보지를 갖고 있는 것만으로도 연구대상자들에게 잠재적인 위해가 발생할 수 있습니다. 따라서 질문이나 우려되는 사항이 있는 경우를 대비하여 연구자의 성명과 연락처만 적혀 있는 카드를 제공할 것을 제안할 수 있습니다.

서명된 동의서가 연구대상자와 연구를 연결하는 유일한 기록일 경우, 이와 관련된 위험이 미래에 어떻게 작용할 수 있는지를 연구대상자에게 알리도록 IRB에서 요구하는 것이 유용할 수 있습니다. 현재 (학생이나 활동가인) 연구대상자들은 연구 참여 사실을 알릴 수 있는 서명 문서를 보유하는 것을 최소위험 수준이라고 생각할 수 있고, 정보 노출에 따른 위험도 의미 있는 수준이 아니라고 생각할 수 있습니다. 그러나 5~10년 후 면접과 같은 상황에서 우연히 기밀유지가 파기되어 발생할 수 있는 정보 노출의 위험에 대해서는 다르게 판단할 수 있을 것입니다.

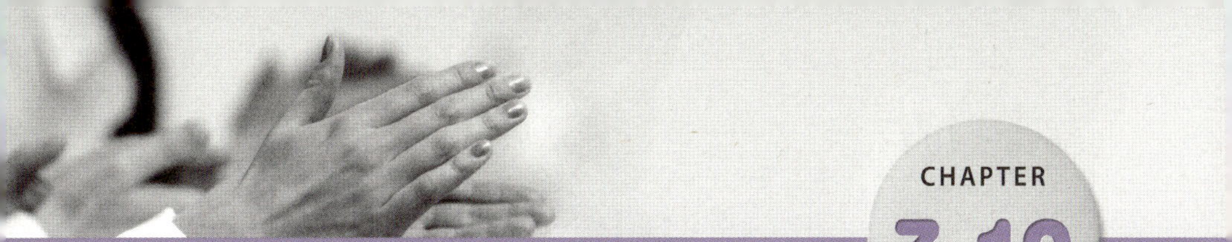

CHAPTER 3.10

동의서 면책 문구 사용

Exculpatory Language in the Consent Document

Michelle Russell-Einhorn, Thomas Puglisi, and Robert Amdur

동의서 면책 문구 사용

면책 문구란, 연구대상자나 대리인에게 연구대상자의 법적 권리를 포기하게 만들거나 포기하는 듯하게 보이는 표현을 말합니다. '~을 허락합니다(authorize)', '~을 이해합니다(understand)', '~에 동의합니다(agree)' 또는 '~라고 권고받았습니다(have been advised)'와 같은 문장이 포함된 동의서를 확인했다면, 연구진이나 의뢰자가 책임을 회피하고, 이를 정당화하려고 하는 적신호로 간주하여야 합니다.

- 다음 문장들은 이러한 표현의 예입니다:
  1. 나는 연구 참여로 인하여 내가 입을 수 있는 어떤 손상에 대해서도 의료기관이 보상하지 않을 것이라는 사실에 동의합니다.
  2. 나는 본 연구에서 개발된 세포(cells) 등의 판매나 상업화에 따른 이득이 발생하더라도 연구기관이 해당 이익을 나와 공유하지 않을 것임을 이해합니다.
  3. 나는 어떤 과실에도 의뢰자나 연구자에게 소송을 제기하지 않을 것이며, 이를 이해합니다.
  4. 연구대상자는 해당 연구와 어떤 방식으로든 관련되거나 참여하는 모든 기관과 연구자, 의뢰자의 모든 책임을 면제해 줄 것이라는 사실에 동의합니다.

연구자들은 동의서에 면책 문구 사용을 자제하라는 IRB의 주의를 자주 받습니다(동의 취득 전체 과정에서 이러한 표현을 사용하지 않는 것도 중요합니다). 그런데 어떤 문구가 면책 문구 표현인지 정확히 설명하지 않고 전달되는 경우가 자주 있습니다. 실제 많은 IRB에서 동의서 문구 중 어떤 것을 면책 문구로 해야 할지 정확히 결론을 내리지 못하고 있습니다. 아래는 미국 연방법에 기술된 면책 문구에 대한 내용입니다:

> 구두로든 서면이든 관계없이 동의 과정에서 면책 문구는 사용되지 않아야 한다. 이러한 표현은 연구대상자가 자신의 법적 권리를 포기하게 만들거나 포기하는 듯하게 보이는 표현으로, 연구자나 의뢰자, 병원, 담당 기관이 부주의에 대한 법적 책임에서 면제되거나 면제되는 것처럼 보이게 할 수 있다(45 CFR 46.116).

협의(狹義)의 해석(부정확한 해석)

법에 기술된 문구를 좁게 해석하면, 연구대상자에게 권리를 부여하는 (또는 부여하는 것처럼 보이는) 법에 따라 관심이 있는 상황에 대해 어떤 제한적 내용을 명시해 둔 것으로 해석할 수 있습니다. 즉, "연구자의 과실 책임을 면제해 준다."라고 기술된 동의서가 있다면, 이는 과실 책임에 대해 소송을 걸 수 있는 연구대상자의 권리를 포기한다는 의미라고 볼 수 있습니다. 협의의 해석에 찬성하는 사람은 일반적인 사용의 예(사전적 의미로)로 면책(exculpatory)이라는 단어를 '유죄의 요소가 부족한(lack of guilt)'이라고 해석합니다. 법적 관행에 따르면 틀리지 않습니다. 블랙 법률 사전(Black's Law Dictionary)에 따르면 '면책(exculpatory)'은 '과실 또는 유죄 협의의 소멸' 또는 '부당한 행동'에 대한 '법적 책임'을 면제해 준다는 의미를 담고 있습니다.

광의(廣義)의 해석(정확한 해석)

이러한 주장에도 불구하고, 연구를 규제하는 미국 연방 기관에서는 오래전부터 면책 문구 사용 금지에 대해 넓은 의미의 해석을 취하고 있습니다. 법 규제 내용을 주의 깊게 읽어 보면, 면책 문구란 맥락상으로 "연구대상자나 대리인이 연구대상자의 법적 권리를 포기하게 만들거나 포기한 것처럼 보이게 하는" 모든 표현으로 확장해서 해석될 수 있는 것을 알 수 있습니다(45 CFR 46.116). 즉, (어떤 권리이든 간에) 법적 권리를 포기하게 하거나 포기하는 것처럼 보이는 모든 표현이 금지된다고 할 수 있습니다. 다만 미국 주마다 다를 수 있기 때문에 이러한 법적 권리에 어떤 것이 포함되는지에 대해 정해 놓은 지침은 없습니다.

실제 적용

실제 면책 문구를 보면, 연구계획서 내용 중 연구대상자에게 불리한 것에 대해 연구대상자가 동의하도록 하거나 받아들이도록 요구하고 있습니다. 단순 사실만 기술하고 있다면, 면책 문구가 아닙니다.

면책 문구가 아닌 예

다음 예시를 보면, 연구기관의 의도와 정책을 사실에 기대어 평이하게 설명하고 있습니다. 아래 기술된 내용은 관련 법규에 따른 면책 문구가 아닙니다.

1. 본 의과대학교에는 연구 참여로 발생할 수 있는 손상에 대해 보상 규정이나 정책이 없습니다.

2. 귀하로부터 연구에서 채취된 조직은 세포 주(cell line)를 확립하고 특허 및

라이센스를 취득하기 위해 사용될 수 있으나, 이에 성공하더라도 귀하에게 금전적 보상을 제공하지 않을 것입니다.

면책 문구에 해당하는 예

1. 나는 연구 참여로 인하여 내가 입을 수 있는 어떤 손상에 대해서도 의료기관이 보상하지 않을 것이라는 사실에 동의합니다.

2. 나는 본 연구에서 개발된 세포(cells) 등의 판매나 상업화에 따른 이득이 발생하더라도 연구기관이 해당 이익을 나와 공유하지 않을 것임을 이해합니다.

3. 나는 어떤 과실에도 의뢰자나 연구자에게 소송을 제기하지 않을 것이며, 이를 이해합니다.

4. 연구대상자는 해당 연구와 어떤 방식으로든 관련되거나 참여하는 모든 기관과 연구자, 의뢰자의 모든 책임을 면제해 줄 것이라는 사실에 동의합니다.

다시 말하자면, 가장 좋은 규칙은 평이하게 사실적 상황만을 기술하는 것입니다. 연구대상자에게 동의나 합의를 요구하는 문구는 피해야 합니다.

참고문헌

Protection of Human Subjects, 45 C.F.R.§46.101 (2018). https://www.ecfr.gov/cgi-bin/retrieveECFR?gp=&pitd+20180719&n=pt45.1.46&r=PART&ty=HTML#se45.1.46_1101

CHAPTER 3.11

연구대상자에게 예상되는 이익을 고려할 때 연구의 위험 수준이 합당한 경우는 언제인가?

When Are Research Risks Reasonable in Relation to Anticipated Benefits?

Charles Weijer and Paul B. Miller

구성요소 분석

- 구성요소 분석은 임상연구에 치료적 시술과 비치료적 시술이 혼재되어 있다는 사실에 기반을 두고 있습니다.
- IRB에서 치료적 시술과 비치료적 시술 모두 도덕적 기준에 합당하다고 판단한 경우, 연구에 따른 위험이 예상되는 이익을 고려할 때 타당합니다.

"예상되는 이익을 고려할 때 연구의 위험 수준이 합당한 경우는 언제인가?"라는 질문은 임상연구윤리 논쟁의 핵심입니다. IRB는 수용 가능한 위험과 잠재적 이익에 대한 연방법 해석에 있어 예측하기 어려운 직관적인 접근으로 일관되지 못한 의사결정을 내린다는 비판을 받아왔습니다(Shah et al., 2004). 이에 더하여, 수용 가능한 위험과 잠재적 이익 문제는 위약 대조군 문제(Emanuel & Miller, 2001)와 개발도상국 연구(Angell, 1997), 동의 능력이 없는 대상자(Karlawish, 2003)와 응급 연구(Valenzuela & Copass, 2001)까지 확대되어 연구윤리 논쟁으로 이어졌습니다. IRB가 명확한 가이드라인을 제시하거나 논쟁적인 윤리 문제를 원칙적으로 다루고 싶다면, 연구 위험과 관련한 문제에 대한 체계적인 접근이 필요합니다.

연구 위험과 잠재적 이익에 대한 체계적 윤리 분석방법은 "구성요소 분석(component analysis)"이 대표적입니다(Weijer, 2000). 임상연구에는 치료적 시술과 비치료적 시술이 혼재되어 있고, 각각의 절차에 대해 별도의 도덕적 기준이 필요하다는 인식이 "구성요소 분석"에 전제되어 있습니다(그림 3.11-1).

구성요소 분석은 IRB에게 명확한 기준을 제공합니다.

Common Rule에서는 IRB의 역할을 다음과 같이 명확히 하고 있습니다. "연구대상자의 위험을 최소화"하고 "연구대상자의 위험이 연구대상자에게 예상되는 이익과 연구 결과로부터 합리적으로 도출될 지식의 중요성을 고려하여 적절"하도록 보장해야 한다는 것입니다(45 CFR 46.111(a)(1,2)). 명확하지 않은 지침은 답을 주기보다 오히려 더 많은 질문들을 발생시킵니다. 연구대상자의 어떤 위험을 최소화해야 합니까? 어느 수준까지 최소화되어야 합니까? 합리적 판단의 대상이 되는 것은 어떤 위험과 어떤 잠재적 이익입니까? 어떤 기준으로 연구대상자의 이익과 관련하여 위험이 합당하다고 결정을 내릴 수 있습니까? 어떤 기준으로 연구 결과로 도출될 지식을 고려하여 위험이 합당하다고 할 수 있습니까? 이러한 사항에 대해 명백한 설명이 없다면, IRB에서 연구대상자 보호 의무를 효과적으로 수행하는지 여부를 알기 어렵습니다(U.S. National Bioethics Advisory Commission, 2000).

구성요소 분석은 임상시험에서 대부분 여러 가지 목적으로 행해지는 개입 절차가 복합적으로 이루어져 있다는 사실을 기반으로 합니다. 약물 투여와 외과 시술, 행동 치료들은 치료적 목적으로 시행됩니다. 이는 연구대상자에게 이

그림 3.11-1 연구 위험과 잠재적 이익에 대한 구성요소 분석

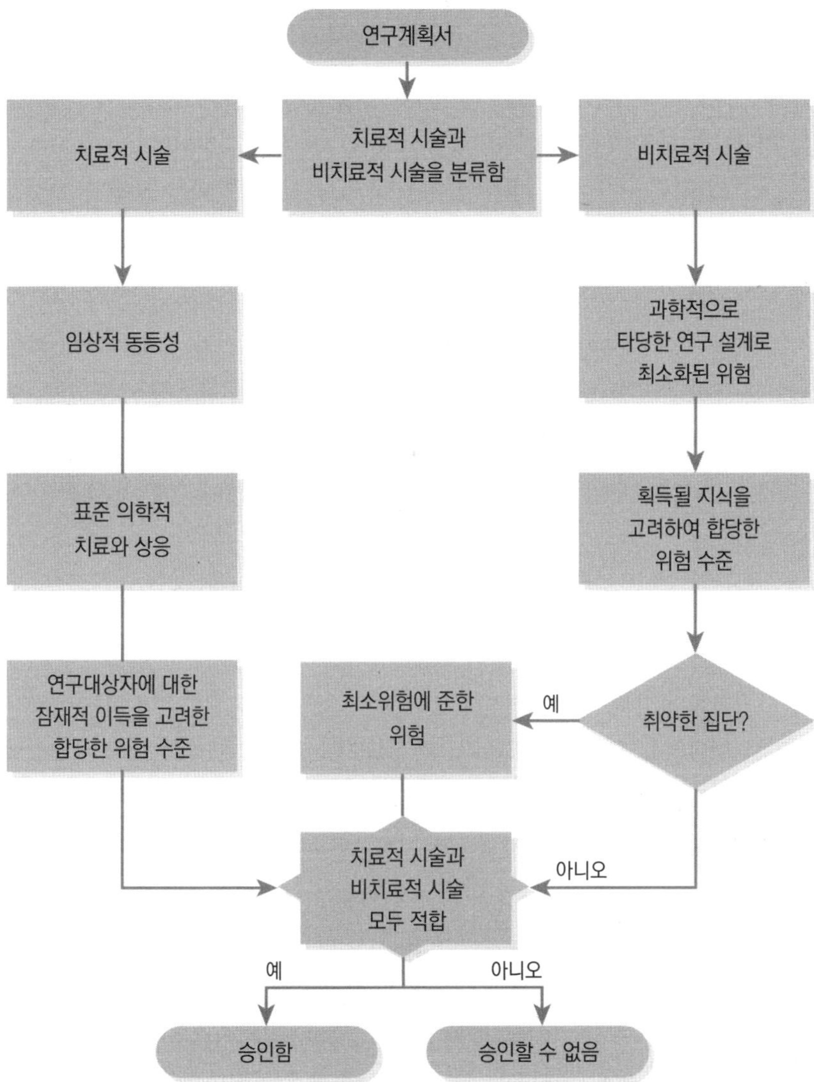

출처: C. Heilig.

익이 될 수 있다는 충분한 근거하에 시행되는 절차라는 의미입니다. 그러나 약물 농도 측정을 위한 정맥 채혈 또는 추가 영상 검사, 임상에서 사용되지 않는 설문지와 같은 경우는 치료적 근거 없이 시행되는 절차로, 오로지 과학적인 이유로 시행되는 것입니다. 이러한 차이가 도덕적으로 유의미하기 때문에 치료와 비치료적 시술 평가에 다른 도덕적 기준을 적용하는 것입니다.

치료적 시술은 '임상적 동등성(clinical equipoise)'이라는 윤리적 기준을 충족시켜야 합니다(Freedman, 1987). 임상적 동등성이란, 다음과 같은 질문에 대한 긍정적인 대답이 가능해야 합니다: "의사가 환자에게 임상시험 참여를 제안할 수 있는 경우는 언제입니까?" 이는 임상시험의 절차가 표준 의학적 치료와 동등한 수준일 때, 해당 주치의는 임상시험 참여를 제안할 수 있음을 의미합니다. '임상적 동등성'의 보다 공식적인 의미는 임상시험을 시작할 때 전문가 집단 내에서도 선호하는 치료법에 대한 의견이 일치하지 않는 상태임을 말합니다.[6]

IRB는 절차상 이러한 결정을 위해서 실제로 전문가들에게 설문 조사를 시행하지는 않으며, 연구의 정당성을 조사하고 관련 문헌을 검토하면서, 필요한 경우 독립적인 임상 전문가들에게 자문하여 판단합니다. IRB에서 다양한 치료 절차를 뒷받침하는 근거가 충분하다고 결론짓는 경우, 임상 전문가들 사이에 선호되는 치료가 일치하지 않는다는 '임상적 동등성'이 성립되는 것입니다.

비치료적 시술은 연구대상자에게 직접적인 이익을 주지는 않습니다. 비치료적 시술에 따르는 위험(이하 비치료적 위험)의 평가는 두 가지 독립적인 윤리 기준을 따릅니다. 첫 번째 기준은 비치료적 위험이 과학적으로 타당한 연

6. [역자 주] 치료법A와 치료법B를 비교하는 임상시험에서, 연구자의 가설과 같이 치료법A가 치료법B보다 우수하다고 믿으면서 치료법B에도 대상자를 배정하는 것은 비윤리적이므로, 치료법A와 B의 우수성에 대해 전문가적 의견이 엇갈리며 임상적으로 어느 한쪽이 더 우수하다고 간주할 수 없는 상태를 의미합니다.

구 설계로 최소화되었는지 여부이고, 두 번째 기준은 연구로 얻을 수 있는 지식을 고려할 때 비치료적 위험이 타당한지 여부입니다. IRB는 "진단과 치료 목적으로 연구대상자에게 이미 이용되고 있는 시술들"이 사용 가능하다면, 가능한 대체하도록 요구함으로써 비치료적 위험을 최소화해야 합니다(45 CFR 46.111(a)(1)(ii)).

임산부나 수감자, 소아 등과 같은 취약한 집단을 대상으로 하는 연구인 경우, 추가적인 보호 조치가 필요합니다. 취약한 환경의 대상자에게 노출될 수 있는 비치료적 위험 수준은 더욱 엄격히 해야 합니다. 소아의 경우, 비치료적 위험이 최소위험에 준한 위험 수준(a minor increase over the minimal risk)을 넘어서는 안 됩니다. 다시 말하자면, "일상생활에서 통상적으로 접할 수 있는"최소위험에 준한 위험을 말합니다(45 CFR 46.406(a), 46.102(i)). 비치료적 시술에 따른 위험이 이 기준을 충족하는지 결정하기 위해 IRB는 유추하여 판단합니다(Freedman et al., 1993). 비치료적 시술로 인한 위험이 일상생활에서 통상적으로 접하는 위험과 동일한지(또는 상당히 유사한지)를 질문하는 것입니다(45 CFR 46.102(i)). 그러나 최소위험의 비교 대상이 건강한 소아의 일상생활인지, 소아 환자의 일상생활이어야 하는지에 대해서는 논란이 있습니다(Kopelman, 2000; Miller & Weijer, 2000).

치료적 시술 및 비치료적 시술 모두 도덕적 기준에 적합하다고 판단될 때 예상되는 이익을 고려하여 연구의 위험 수준이 합당하다고 할 수 있습니다.

감사의 글

그림 3.11-1을 제공해준 질병통제예방센터(Centers for Disease Control and Prevention)의 C. Heilig에게 감사드립니다. 이 작업은 Canadian Institutes of Health Research Investigator Award and Operating Grant (C.W)와 Social Sciences and Humanities Research Council of Canada (P.B.M)의 지원을 받았습니다.

참고문헌

Angell, M. (1997). The ethics of clinical research in the third world. *New England Journal of Medicine, 337*, 847-849.

Emanuel, E. J., & Miller F. G. (2001). The ethics of placebo controlled trials: A middle ground. *New England Journal of Medicine, 345*, 915-919.

Freedman, B. (1987). Equipoise and the ethics of clinical research. *New England Journal of Medicine, 317*, 141-145.

Freedman, B., Fuks, A., & Weijer, C. (1993). In loco parentis: minimal risk as an ethical threshold for research upon children. *Hastings Center Report, 23*(2), 13-19.

Karlawish, J. H. (2003). Research involving cognitively impaired adults. *New England Journal of Medicine, 348*, 1389-1392.

Kopelman, L. M. (2000). Children as research subjects: A dilemma. *The Journal of Medicine and Philosophy, 25*, 745-764.

Miller, P. B. & Weijer, C. (2000). Moral solutions in assessing research risk. *IRB, 22*, 6-10.

Protection of Human Subjects, 45 C.F.R. §46 (2018). https://www.ecfr.gov/cgi-bin/retrieveECFR?gp=&SID=83cd09e1c0f5c6937cd9d7513160fc3f&pitd=20180719&n=pt45.1.46&r=PART&ty=HTML

Shah, S., Whittle, A., Wilfond, B., Gensler., G., & Wendler, D.(2004). How do IRBs apply the federal risk and benefit standards for pediatric research? *JAMA, 291*, 476-482.

U.S. National Bioethics Advisory Commission. (2000). *Ethical and policy issues in research involving human participants* (p. 13).

Valenzuela, T. D., & Copass, M. K. (2001). Clinical research on out-of-hospital emergency care. *New England Journal of Medicine, 345*, 689-690.

Weijer, C. J. (2000). The ethical analysis of risk. *Journal of Law, Medicine & Ethics, 28*, 344-361.

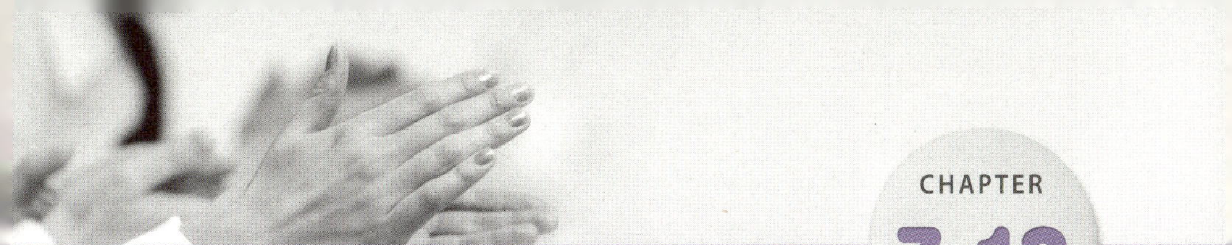

CHAPTER 3.12

소아 참여 연구

Research Involving Children

Robert Nelson and Robert Amdur

소아 참여 연구

미국 연방법에서는 연구 관련 처치나 시술 및 절차가 다음 세 가지 범주 중 하나에 속하는 경우에만 IRB가 소아 참여 연구를 승인할 수 있도록 허용하고 있습니다:

1. 최소위험(minimal risk) 이하에 해당하는 연구
2. 최소위험을 초과하는 위험(more than minimal risk)에 해당하는 처치나 시술 및 절차를 포함하는 연구이지만 참여하는 소아에 대한 직접 이익이나 복지를 기대할 수 있는 연구라면, 예상되는 이익이 연구의 위험을 정당화할 수 있고 위험/이익 수준이 선택 가능한 다른 치료 방법에서 예상되는 위험/이익 수준과 비교하여 적어도 긍정적이어야 한다.
3. 최소위험을 약간 초과하는 위험 수준(minor increase over minimal risk)의 처치나 시술을 포함하고 있으나 참여하는 소아에 대한 직접 이익이나 복지를 기대할 수 없는 연구라면, 연구 관련 처치나 시술 및 절차로 인한 위험이 실제 일상 환경에서 겪게 되거나 예상되는 상황의 위험과 비슷한 수준이고, 해당 연구에서 연구대상 질환에 대한 이해나 개선에 중요한 일반화될 수 있는 지식을 얻을 수 있는 가능성이 있어야 한다.

연구 참여 소아에 대한 추가 보호 조치

성인에게 적용되는 모든 윤리적 기준과 규제 사항은 소아가 참여하는 연구에도 적용됩니다. 여기에 추가로 DHHS 법령 45 CFR 46 Subpart D (FDA 관련 연구의 경우, 21 CFR 50의 해당 부분)의 소아 연구에 대한 추가 보호 조치도 포함되어야 합니다. 이러한 추가 보호 조치는 직접 이익이 있는지 여부에 따라 두 가지로 나뉩니다.

첫째, 연구 관련 처치나 시술에서 소아에 대한 직접 이익이 기대되지 않는 연구: 모든 소아에 대해 최소위험(minimal risk)이거나 연구에 참여하는 소아에 대해 최소위험을 약간 초과하는 위험 수준(a minor increase over minimal risk)인 경우는 적절한 위험 수준으로 간주합니다. 이러한 허용 가능한 위험에 대한 제한은, 직접 이익이 기대되지 않는 소아 연구라면 최소위험 이하이거나 최소위험을 약간 초과하는 수준의 위험만 허용된다는 의미입니다.

둘째, 연구 관련 처치나 시술에서 소아에 대한 직접 이익이 기대되는 연구: 임상적 동등성이 성립될 때 해당 연구에 따른 위험이 정당화될 수 있습니다. 따라서 다음 범주 중 하나에 해당되는 경우에만 IRB에서 연구를 승인할 수 있도록 규정되어 있습니다.

- **최소위험 이하(no greater than minimal risk)의 연구**
  연구 참여로 소아가 직접 이익을 얻을 수 있는지 여부와 상관없이, IRB는 위험 수준이 최소위험 이하인지를 먼저 판단해야 합니다. 직접 이익을 제공하지 않는 처치나 시술 또는 절차인 경우, 허용 가능한 위험 수준은 소아의 일상생활에서 접할 수 있는 정도의 위험인 경우로만 제한됩니다. 직접 이익을 기대할 수 있는 처치나 시술 또는 절차이면서 최소위험 이하의 연구라면 낭연히 IRB 승인이 가능합니다.

- **연구에 따른 위험이 최소위험을 초과하지만 소아에 대한 직접 이익이나 복지를 기대할 수 있는 연구**

  연구에 참여하는 소아에 대한 직접 이익이나 복지를 기대할 수 있으나 최소위험을 초과하는 연구라면, 다음과 같은 경우에만 IRB 승인이 가능합니다. (1) 연구대상자에게 예상되는 이익으로 위험이 정당화될 수 있으며, (2) 위험/이익 수준이 다른 선택 가능한 치료 방법에서 예상되는 위험/이익 수준과 비교하여 우호적인 경우 승인할 수 있습니다. 연구의 비교 대상군들은 적절한 위험/이익의 균형을 이루고 있어야 하며, 각각의 대상군들이 가지고 있는 치료의 특장점에서도 상호 균형을 이루고 있어야 합니다. 다른 선택 가능한 치료 방법에는 연구가 아니라면 이용할 수 있는 모든 방법이 포함되어야 합니다. 연구 참여로 인해서 소아에게 불이익이 발생해서는 안 된다는 것이 일반적인 원칙입니다. 자신의 아이를 연구에 참여시키는 부모의 결정은 임상에서 치료 결정 시, 마주하게 되는 위험/이익 결정과 동일해야 합니다.

- **최소위험을 약간 초과하는 위험 수준의 처치나 시술을 포함하고 있으나 참여하는 소아에 대한 직접 이익이나 복지를 기대할 수 없는 연구**

  이러한 연구는 다음과 같은 제한적인 조건을 만족하여야만 IRB 승인이 가능합니다. (1) 최소위험을 약간 초과하는 수준의 위험이고; (2) 연구로 인한 처치나 시술 및 절차가 실제 환경에서 소아가 경험할 수 있는 의학적 · 심리학적 · 사회적 · 교육적 상황과 비슷한 수준이며; (3) 연구 관련 처치나 시술 및 절차로 연구대상 질환을 이해하거나 개선하는데 중요한 임상적 정보를 이끌어낼 수 있는 가능성이 있는 경우입니다.

위의 세 가지 범주의 승인 기준은 모두 소아 승낙(assent)과 대리인 또는 부모의 허락(permission)을 적절히 취득한다는 요건을 전제로 합니다.

만약 위의 세 가지에 모두 해당하지 않는다면 IRB는 해당 연구를 부결하거나 DHHS에 보고해서 특별 심사위원회로 넘겨야 합니다. 그러나 이와 같이 연방위원회(federal panel)로 회부하고자 하는 경우, 해당 연구가 "소아 건강이나 복지에 영향을 주는 중요 문제에 대한 이해 또는 예방, 완화에 도움을 주는 연구"에 해당하는지 여부를 먼저 판단하여 연방위원회에 회부해야 합니다(45 CFR 46.407(a)).

최소위험 그리고 최소위험을 약간 초과하는 수준의 위험

연방 수준에서 논의되고 있는 가이드라인에서 소아 참여 연구에서의 최소위험이란, 정상적이고 보통의 건강한 소아가 일상생활에서 겪는 위험 수준이라고 해석하고 있습니다. 이러한 위험에는 손해, 불편, 모욕, 당혹감, 개인정보 및 기밀유지 침해 가능성 등 연구 관련 모든 잠재적 위해가 포함됩니다. 연구 관련 시술 및 절차가 최소위험 이하인지 여부는 단순히 통계적으로 판단할 수 없으며, 시술과 관련된 위험이 최소화되었다는 이유만으로 보장될 수도 없습니다. 개념적으로 최소위험이라는 용어는 연구가 아닌 상황에서도 부모로서 아이에게 노출을 허용할 수 있는 사회적(또는 규범적)으로 허락되는 위험 정도를 의미하며, 이를 허용 가능한 위험 수준(a permissible level of risk)이라고 합니다.

건강한 소아도 일상생활에서 다양한 수준의 위험을 경험합니다. 정상적이고 보통의 건강한 소아에게 일상적으로 노출되는 사회적(또는 규범적)으로 허용 가능한 위험을 최소위험으로 정의하는 것은 다양한 연령대의 소아가 경험하는 다양한 강도의 위험을 고려해야 한다는 의미입니다. 그러나 일상생활을 하는 과정에서 다른 수준의 위험에 노출될 수 있다는 사실을 이유로 들어, 위험 강도를 높이는 것은 정당화될 수 없습니다. 생활 환경이 좋지 않아 일상에서 겪게 되는 위험이 큰 경우에도, 소아가 처한 환경의 고위험 수준을 최소위험으로 해석해서는 안 됩니다.

"일상생활이나 일상적인 신체 검사 또는 심리 검사에서 발생하는"이라는 표현은 실제로 수행되는 절차에서 해석하기보다는 동등한 위험(an equivalence of risk)으로 해석해야 합니다. 따라서 최소위험 이하 수준이란 시험이나 절차와 연관된 위험 확률과 정도가 건강한 정상 소아가 일상생활에서 통상적으로 접할 수 있는 사건 위험을 말합니다. 또한 부모로서 자신의 건강한 아이에게 노출을 허용하는 사회적(또는 규범적)으로 허용 가능한 위험과 동등하거나 더 크지 않은 경우입니다.

최소위험을 약간 초과하는 위험 수준(a minor increase over minimal risk)은 최소위험에서 약간 증가되었지만 소아의 건강이나 복지에 유의한 수준의 위협이 되지 않는 위험을 말합니다. 최소위험을 설명할 때는 정상의 건강한 보통의 소아가 일상생활에서 접하게 되는 위험을 지칭하지만, 이와 달리 최소위험을 약간 초과하는 위험에서 허용 가능한 위험 수준을 설명할 때에는 최소위험에서 약간 증가된 위험 수준이지만 특정 장애나 질환을 가진 소아가 일상생활에서 경험하거나 경험할 수 있는 처치나 시술에 따른 위험과 비슷한 수준을 말합니다. 일부 소아는 질병 관리와 치료 도중에 상당한 위험과 불편이 있는 침습적 시술을 경험할 수 있습니다. 그러나 연구에 참여하는 소아에게 직접 이익의 제공이 기대되지 않는다면, 최소위험을 약간 초과하는 수준 이상의 위험은 부당합니다. 또한, 연구대상 질환과 상태의 이해에 중요하며 일반화가 가능한 지식을 얻기 위해 불가피하게 필요한 위험이어야 합니다.

장애 또는 상태

장애(disorder) 또는 상태(condition)라는 용어는 잠재적 연구대상자 집단의 특성을 의미하며, 단순히 특정 질병(disease)이나 진단(diagnosis)이라는 단어보다 더 광범위하게 사용될 수 있습니다. 일반적으로 장애나 상태의 개념은 소아에게 영향을 주는 신체적(또는 사회적) 상태와 진단 검사나 신체 검사를 근거로 한 질병 발생 위험과 같은 구체적인 특성을 표현하는데 이용될 수 있습니다. 예를 들면, 미숙아, 유아기, 청소년기, 가난, 취약한 물리적 환경에서 생활, 교정 시설 수용 또는 미래 질병에 대한 유전적 소인을 갖는 것 등을 연구계획서에서 장애나 상태로 간주할 수도 있습니다. 해당 연구계획서에는 직접적인 이익 없이 최소위험을 약간 초과하는 위험 수준(a minor increase over minimal risk)이 승인될 수 있는 전후 사정과 환경이 명시되어야 합니다.

부모 허락 없는 소아 연구의 IRB 승인

미국 연방법에서는 부모의 허락(permission) 없는 소아 연구의 IRB 승인을 다음으로 한정합니다.

> 연구대상자를 보호하기 위해 부모 허락이 타당한 조건이 아닌 연구로서, 연구대상자로 참가한 소아를 보호할 수 있는 적절한 조치가 대안으로 마련되어 있어야 하며, 동의 면제가 미국 연방법과 주법에 상충되지 않는 경우라면 IRB에서 승인 여부를 결정할 수 있다(45 CFR 46.408(c)).

예를 들면, 피임제 사용이나 성병 치료, 알코올 및 약물 남용 치료와 같이 부모의 인지 없이 청소년 본인 동의만으로 시행할 수 있는 시술이나 치료에 대한 청소년 참여 연구인 경우, 많은 IRB에서 부모 허락을 면제합니다. 그러나 미국 FDA에서는 미국 FDA 규제 대상 연구에서의 부모 동의에 대한 면제는 허용하지 않습니다.

소아 승낙

승낙(assent)은 "연구 참여에 대한 소아의 긍정적 동의"라고 정의됩니다(45 CFR 46.402(b)). 연구 관련 처치나 시술에 대해 소아가 수동적으로 체념하는 것을 승낙으로 간주해서는 안 됩니다. 그러나 충분한 정보에 근거한 승낙(informed assent)에 무엇이 필요한지에 대한 내용은 미국 연방법에 구체적으로 명시되어 있지는 않습니다. 또한 승낙이 가능한 연령도 구체적이지 않습니다. 따라서 승낙은 소아의 이해 수준에 맞추어 진행되어야 합니다.

소아가 승낙할 수 있는 능력이 있는지 여부를 결정하는데 있어서 IRB는 넓은 재량권을 가지고 있습니다. 또한 다음 상황에서는 소아 승낙을 면제할 수도 있습니다: 소아가 승낙할 능력이 없는 경우; 연구가 아니면 얻을 수 없는 직접 이익의 제공 가능성이 있는 연구인 경우(소아의 의견보다 우선하는 부모 권한 범위에 속함); 또는 부모 허락이 면제될 수 있는 조건인 경우입니다. 소아 승낙을 어떻게 문서화할지에 대해서도 IRB는 상당한 재량권을 가지고 있습니다.

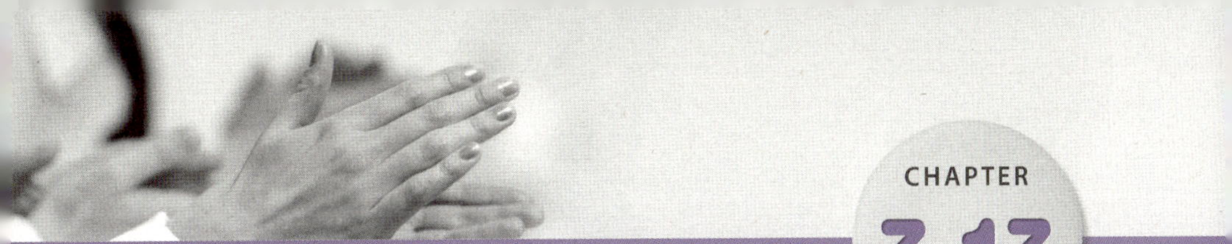

CHAPTER

3.13

수감자 참여 연구의 법적 이슈

Regulatory Issues of Research Involving Prisoners

Christopher J. Kratochvil, Ernest D. Prentice, Bruce G. Gordon, and Gail D. Kotulak

수감자 참여 연구

미국 연방법에 근거하여 수감자 참여 연구는 일반적인 연구에 적용되는 IRB 승인 요건 외에 다음과 같은 수감자 보호를 위한 추가적인 보호 조치를 포함해야만 IRB에서 승인할 수 있습니다:

- 자유로운 선택이 제한적인 수감시설이라는 환경을 감안하여 어떤 경우라도 연구 참여에 따른 이익이 연구 참여에 부당한 영향을 미쳐서는 안 된다.
- 연구 참여 위험은 비수감자 연구대상자도 받아들일 만한 수준의 위험이어야 한다.
- 수감시설에서 연구대상자를 선정하는 절차는 모든 수감자에게 공정해야 하며, 교정 당국이나 수감자들의 자의적인 개입에서 자유로워야 한다.
- 연구에 참여하는 것이 가석방 결정에 영향을 미치지 않아야 한다.

미국 연방법에서는 다음과 같이 '수감자(prisoner)'를 추가적인 보호가 필요한 취약한 환경의 연구대상자 집단으로 정의하고 있습니다.

'수감자'는 비자발적으로 교정시설에 갇혀 있거나 억류되어 있는 사람을 의미합니다. 이 용어는 형법이나 민법에 근거하여 관련 기관에 복역하도록 선고를 받은 사람과 법령에 의해서 시설에 구류된 사람, 형사 고발/교정시설 수감의 대안으로 제공되는 다른 시설에 억류되어 있는 사람 그리고 법원 심리나 재판, 선고가 있을 때까지 잠시 억류되는 사람을 모두 포함합니다(45 CFR 46.303).

연방법(45 CFR 46) Subpart C에서 제기되는 어려움 중 하나는 '수감자'의 정의입니다. 감금을 대신하여 이루어지는 다른 방법(예를 들어, 전자 모니터링을 하면서 가택 연금을 하는 경우)은 Subpart C가 작성되던 당시에는 존재하지 않았습니다. 또한 수감자 정의를 만족하지 못하는 경우가 다수 있는데, 예를 들어 가석방자나 보호관찰 대상자, 지역 사회 내 비거주 치료프로그램(non-residential treatment program)에 출석 명령을 받은 사람, 사회 복귀 훈련 시설 판결을 받은 사람 등이 있습니다. 이들에 대해서도 모두 자유에 대한 침해와 잠재적 강제성이 존재할 수 있으므로, 설사 Subpart C에 의해 보호받을 수 있는 연구대상자에 해당하지 않더라도 "취약한 집단이 참여하는 연구에 존재하는 특수한 문제들에 대해서 잘 인지하고 있도록" 요구하고 있는 Subpart A 규정에 따라 추가 보호 조치가 마련되어야 합니다(45 CFR 46.111(a)(3)).

수감자 연구에 대한 IRB의 구성

연방법 45 CFR 46.304(a)(b)에 따르면, 수감자 참여 연구를 검토하는 IRB는 특별한 방식으로 구성되어야 합니다. IRB 심사에 적어도 한 명 이상의 수감자 또는 적절한 배경과 경력을 가지고 수감자를 대변할 IRB 위원이 포함되어야 합니다. 이는 수감자를 대상으로 한 연구의 모든 심사(신규과제 조기심사, 지속심사, 변경 및 이상반응 심사 등)에 수감자를 대변할 IRB 위원이 포함되어야 함을 의미합니다. 만약 연구대상자가 연구에 등록된 후 수감자가 된 경우라면 수감자를 대변할 IRB 위원이 참석한 가운데 해당 연구계획서 및 동의서에 대해 다시 심사를 해야 합니다. 그리고 IRB에서 해당 연구에 수감자를 등록하는 것에 대해 재승인하지 않는 한, 해당 연구대상자는 연구에서 탈락되어야 합니다. 다만 미국 OHRP 지침에 따르면, 다음과 같은 한 가지 중요한 예외를 허용합니다. "연구대상자가 감금된 상황에서라도 연구에 계속 참여하는 것이 연구대상자에게 최선의 이익이 된다고 연구책임자가 주장하는 특별한 상황에서 IRB 위원장은 Subpart C가 충족될 때까지 연구대상자가 연구에 계속 참여할 수 있다고 결정할 수 있다"(OHRP, 2003).

수감자 연구에 대한 IRB 승인 기준

모든 다른 종류의 연구와 마찬가지로, 수감자 연구 또한 수감자가 참여하지 않는 연구에 적용되는 일반적인 윤리 강령 및 규정의 요건을 준수해야 합니다. 이 요건은 다음과 같습니다.

- 연구대상자에 대한 위험 최소화
- 연구대상자에 대한 위험이 예상되는 이익을 고려할 때 합당한 수준
- 공정한 연구대상자 선정
- 충분한 설명을 기반으로 한 동의 획득과 문서화
- 연구대상자의 안전성 확보를 위한 데이터 모니터링 대책
- 연구대상자 개인정보보호 및 데이터 기밀유지에 관한 적절한 대책

미국 연방법에서는 수감자 참여 연구를 승인하기 전에 충족해야 하는 추가 요건을 설정하여 수감자에 대한 다음과 같은 보호 조치를 요구하고 있습니다.

1. 심사 중인 연구는 45 CFR 46.306(a)(2)에 따라 허용되는 연구의 범주 중 하나여야 한다.

2. 수감 시설에서의 일상적인 생활 조건과 의료 서비스, 음식 수준, 편의 시설과 시설에서 돈을 벌 수 있는 기회와 비교하였을 때, 수감자의 연구 참여로 인해 얻게 되는 잠재적인 이익이 연구 위험을 신중히 검토할 수 있는 능력을 저해할 만한 수준이어서는 안 된다.

3. 연구 참여로 인한 위험은 비수감자 연구대상자도 받아들일 만한 수준의 위험이어야 한다.

4. 수감 시설 내 연구대상자 선정 절차는 모든 수감자에게 공정해야 하며 교정 당국이나 수감자들의 자의적인 개입(arbitrary intervention)에서 자유로워야 한다. 대조군 선정은 해당 연구과제에 요구되는 특성에 맞는 모든 수감자들 중에 무작위로 선정되어야 한다. 단, 연구책임자가 IRB에 다른 방식의 연구 절차 진행에 대한 정당성을 입증하는 경우는 제외한다.

5. 연구 정보는 연구대상자 집단이 이해할 수 있도록 전달되어야 한다.

6. 가석방 위원회(parole board)에서 가석방 여부를 결정할 때, 수감자가 연구에 참여했다는 사실을 고려하지 않도록 해야 한다. 또한, 연구대상자에게는 연구 참여가 자신의 가석방에 어떠한 영향도 미치지 않는다는 점을 미리 명확하게 알려야 한다.

7. 수감자의 연구 참여 종료 후에도 추적 조사나 연구대상자 보호 조치가 필요하다고 IRB에서 판단할 경우, 개별 수감자의 구형 기간을 고려하여 해당 조사나 보호 조치가 이루어지도록 적절한 대책이 마련되어야 하며, 해당 사실을 연구대상자에게 알리기 위한 절차도 마련되어야 한다.

7번 조건을 보면, 연구자 또는 기관, 의뢰자가 연구 참여 후 수감자/가석방자에게 어떤 식으로 어느 수준까지 보호 조치를 제공할지에 대해 명확하게 언급하고 있지는 않습니다. 이 부분은 장기간 많은 비용이 드는 지속 치료를 해야 하는 암환자나 AIDS환자 연구에서 문제가 될 수 있습니다.

수감자 참여 연구는 연방법 46.101(b)항에 따라 IRB 심사면제 대상이 될 수 없습니다. 또한 46.110항에 따라 신속심사가 가능하다 할지라도, OHRP에서는 수감자나 수감자를 대변하는 IRB 위원이 참석한 IRB 정규심사에서 수감자 참여 연구를 심사할 것을 권고하고 있습니다.

정의 원칙을 희생할 수 있는 보호

앞에서 기술한 일곱 가지 추가 보호 장치는 연구에 참여하는 수감자의 권리와 복지를 보호하기 위하여 만들어졌으나, 역설적으로 수감자의 연구 참여 권리를 제한하기도 합니다. 이러한 결과가 나타나게 된 이유는 아마도 수감자의 연구 참여 자기 결정권과 연구 참여 이익에 제한을 두고자 하는, 보호라는 미명하의 해당 법령의 가부장적인(paternalistic) 성향 때문일 것입니다. 벨몬트 보고서의 정의의 원칙에서는 연구 이익도 부담도 모두 공정하게 분배하도록 요구하고 있습니다. 또한 연구 참여에 관한 수감자의 결정 능력을 부정한다면, 이것은 벨몬트 보고서의 인간 존중의 원칙을 위반하는 것입니다. 수감자 참여 연구를 심사할 때, IRB는 이러한 균형을 세심하게 고려해야 합니다.

참고문헌

Office for Human Research Protections (OHRP). (2003). *Prisoner research FAQs.* http://www.hhs.gov/ohrp/regulations-and-policy/guidance/faq/prisoner-research/index/html

Protection of Human Subjects, 45 C.F.R. §46 (2018). http://www.ecfr.gov/cgi-bin/retrieveECFR?gp=&SID=83cd09e1c0f5c6937cd9d7513160fc3f&pitd=20180719&n=pt45.1.46&r=PART&ty=HTMI

CHAPTER 3.14

위약 대조군 연구

Placebo Controlled Trials

Robert Amdur

위약 대조군 연구에 대한 윤리적 평가

위약 대조군 연구의 윤리적 측면을 평가하는 과정은 다음과 같습니다:

- 위약이 표준치료를 대신하여 사용되는 것입니까? 표준치료에 추가되는 것입니까?
- 표준치료가 효과적입니까?
- 표준치료 독성이 심해 환자들이 거부할 정도입니까?
- 표준치료 대신 위약을 사용하면, 비가역적인 위해와 심각한 고통을 초래할 수 있습니까?
- 위약 반응률을 합리적인 정확도로 예측할 수 있습니까?
- 합리적인 사람의 관점에서 이타주의에 대한 신뢰성을 평가하십시오. 평범한 수준의 이타주의와 위험 회피성을 가진 합리적 사고를 하는 사람의 관점에서 연구에 참여하여 위약 대조군에 무작위로 배정되는 것에 동의할 수 있을 만큼, 해당 연구가 미래의 환자들에게 도움이 되는 것인지 살펴보아야 합니다.

의학 연구에서 위약을 사용하는 것은 윤리적 논란이 되고는 합니다. 일각에서는 연구 설계를 달리 한다면 비슷한 사회적 가치를 가지면서 연구대상자에 대한 노출 위험도 줄일 수 있다는 논리로 위약 사용이 비윤리적이라고 주장합니다. 이와 달리 위약 사용을 통해 효과 없는 약물이 시장에 나오는 피해로부터 사회를 보호할 수 있으므로 위약 사용이 윤리적으로 타당하다는 반론도 있습니다. IRB 위원이 위약 대조 임상연구의 윤리적 평가를 할 때 도움이 될 만한 알고리즘을 국제암저널(International Journal of Cancer, 2001)에 보고되었던 논문에서 참고할 수 있습니다(그림 3.14-1).

표준치료를 대신하는 위약 사용

위약 대조군 연구의 윤리적 측면을 평가하는 단계는 다음과 같습니다. 첫 번째는 위약을 표준치료를 대신하여 사용하는지를 확인하는 것입니다. 표준치료에는 적극적인 치료, 지지 요법 또는 치료하지 않을 경우 모두를 포함합니다.

위약 치료의 문제점은 해당 질환에 특별한 역할이 없는 치료에 환자를 노출시킨다는 것입니다. 기존의 치료가 유익한 경우, 이 치료 대신 위약을 사용하는 것은 비윤리적일 수 있습니다(may be unethical). 그러나 표준치료에 위약을 추가하는 경우(즉, 위약 추가 또는 단계적으로 적용)는 윤리적으로 문제가 없습니다.

표준치료의 효능

두 번째 단계는 표준치료가 효과적인지 여부를 판단하는 것입니다. 효과적인 치료가 없는 상황에서 표준치료가 가지는 가치는 논란이 있는 것이 당연합니다. 표준치료로 수명이나 삶의 질이 의미 있게 향상되지 않는다면 표준치료를 대신해서 위약을 사용하는 연구라는 사실을 연구대상자에게 충분히 알리고 연구

그림 3.14-1 위약 대조군 연구의 윤리적 측면을 평가하기 위한 알고리즘

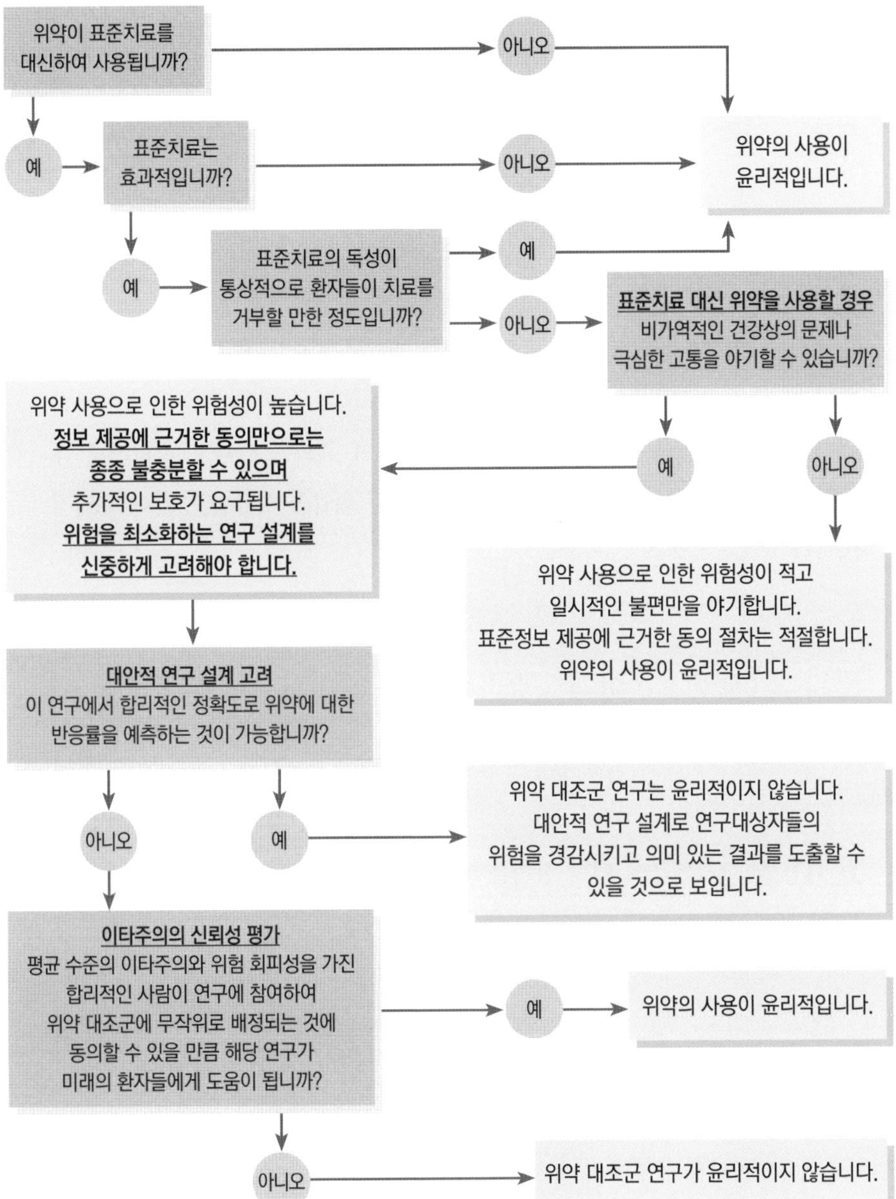

출처: Amdur, R., & Biddle, C. J. (2001). An algorithm for evaluating the ethics of a placebo-controlled trial. *International Journal of Cancer, 96*(5), 261–269.

에 등록하는 것은 윤리적으로 문제가 없습니다. 그러나 표준치료가 연구대상자에게 효과가 있다고 주치의가 판단한다면 IRB는 추가 쟁점 사항을 함께 고려하여 표준치료를 대신해 위약을 사용하는 것이 윤리적인지 판단하여야 합니다.

표준치료의 독성

주어지는 치료의 잠재적인 이익을 평가할 때, 효능과 독성 모두를 고려해야 합니다. 표준치료의 독성이 일반적으로 환자가 거부할 만한 수준이거나 주치의가 권장하지 않을만한 수준이라면 표준치료가 효과가 있다고 하더라도 대조군으로 연구대상자들에게 표준치료를 대신해 위약을 사용하는 것이 윤리적입니다.

일시적인 불편 vs. 비가역적인 위해

최근의 많은 문헌에서 위약 사용의 윤리적인 요건으로 일시적인 불편과 비가역적인 위해를 구분하는 것이 중요하다고 강조하고 있습니다. 위약 사용으로 인한 위험성이 큰 연구에 대한 참여를 고려하는 경우, 연구 참여에 따른 위험과 다른 대안들의 장단점을 확실히 이해하고 연구대상자가 결정할 수 있도록 추가적인 보호 조치가 마련되어야 합니다.

연구 참여로 인한 위험이 높은 경우, 동의 절차에서 어떤 사소한 문제도 없어야 합니다. 사소한 실수조차도 연구의 윤리성에 큰 손상을 미칠 수 있습니다. 위약 사용으로 인해서 비가역적이고 심각한 위험을 초래할 수 있다면 가치 있는 연구 결과를 얻으면서 연구대상자에 대한 위험은 줄일 수 있는 대안적 연구를 설계할 수 있는 것이 중요합니다.

대안적 연구 설계의 고려

기본적인 윤리적 기준은, 연구대상자에 대한 위험을 최소화하고 예상되는 이익에 비추어 노출되는 위험이 타당하도록 연구가 설계되어야 한다는 것입니다. 위약 논쟁의 주된 포인트는 새로운 치료법의 효능을 평가하는데 있어 제3의 대안적 연구 설계가 유용한지 여부입니다.

사회 전체적으로 보았을 때 잘못된 양성(false positive) 결과가 도출될 가능성을 최소화할 수 있는 연구 설계를 원합니다. 임상시험 결과의 과학적인 수준은 연구 결과가 어느 정도 설득력을 갖는가에 있습니다. 연구 수준과 위약 대조군 적용 사이의 관계는 복잡하고 논란이 많은 주제입니다. 주요 쟁점은 위약을 사용하여 생성된 결과와 활성 대조군을 이용하여 생성된 결과의 가치 비교에 있습니다. 이 내용은 이 책의 범위를 넘어서는 것이지만, 위약 반응률(placebo response rate)을 합리적이고 정확하게 추정하는 것이 가능한지가 핵심입니다.

합리적인 사람의 관점에서 이타주의에 대한 신뢰성 평가

위약 사용으로 인한 엄청난 고통이나 비가역적인 위해의 위험 가능성을 증가시키는 의학 연구라면, 위약 사용을 정당화하는 유일한 방법은 미래의 환자들에게 이익을 줄 정보를 얻기 위해 현재 연구대상자에 대한 위험이 증가될 수밖에 없다고 주장하는 것입니다. 이러한 주장에 대한 반론은, 연구윤리와 관련된 주요 지침에 따르면 사회를 위해 개인이 희생되어서는 안 된다고 강조하고 있다는 점입니다. 물론 개인의 복지와 사회적 이익 사이의 균형에 도달하는 상황이 분명히 존재하지만 연구 참여를 권유받은 대상자가 개인적 가치에 기반하여 받아들일 수 있는 것과 받아들일 수 없는 것을 결정했다면 이를 인정해야 합니다.

위험이 증가할 가능성과 상관없이 누군가가 연구 참여를 결정하는 이유로 이타주의(altruism)가 있다는 것에는 의심의 여지가 없습니다. 그러나 이타주의를 인정하기 위해서는 충분한 정보 제공에 근거한 완전하고 자발적인 동의가 전제되어야 합니다. 이러한 논쟁을 이해할 때, 우리는 현재 많은 자료로 뒷받침되고 있는 다음과 같은 관점을 이해할 필요가 있습니다. 많은 논문에서, 대부분의 임상 현장이 윤리적인 연구의 필수 요건인 충분한 정보 제공에 근거한 동의라는 조건을 충족시키기 어렵다고 말하고 있습니다. 관련 연구들에 따르면 연구대상자는 유효한 동의 서식에 서명했지만 참여하려는 연구에 대해 정보 제공에 근거한 동의를 만족시킬 만큼 충분히 이해하지 못하고 서명을 제공했다는 것이 공통적인 내용입니다.

현재의 연구대상자와 미래의 환자 복지 사이의 균형점을 결정할 수 있는 공식은 없습니다. 생명윤리학자 Baruch Brody는 임상시험의 윤리성을 평가하기 위해 '합리적인 사람(reasonable-person)'이라는 기준을 제안했는데, 위약 사용에 대한 논의의 맥락에서 보면 '합리적인 사람'이라는 기준을 통해 다음의 두 가지 조건들이 모두 충족되는 경우, 무작위 배정/위약 대조군 연구가 정당화될 수 있습니다.

1. 연구대상자가 무작위 배정되는 것에 명확하게 동의했다.
2. 평범한 수준의 이타주의와 위험 회피성을 가진 합리적인 사람으로서 연구에 참여하여 위약 대조군에 무작위로 배정되는 것에 동의했을 것이다.

참고문헌

Amdur, R. J, & Biddle, C. J. (2001). Analgorithm for evaluating the ethics of a placebo-controlled trial. *Internaional Journal of Cancer, 96*(5), 261-269. Doi:10.1001/ijc.1026.PMID: 11582578

CHAPTER 3.15

제1상 종양 임상시험

Phase I Oncology Trials

Matthew Miller and Robert Amdur

제1상 종양 임상시험

제1상 종양 임상시험은 연구대상자에게 직접적인 이익이 예상되지 않은 상황에서 상당한 독성이 나타날 수 있는 설계입니다.

- 제1상 종양 임상시험에 참여하는 환자들 다수가 치료와의 혼동(therapeutic misconception, 해당 연구가 치료에 도움이 되도록 설계되었을 것이라는 잘못된 믿음) 때문에 임상시험에 참여합니다.
- 제1상 임상시험을 위한 동의서에 포함되어야 하는 표준 문구는 다음과 같습니다.

  목적: 이 임상시험의 목적은 극도의 병적 상태를 초래하지 않고 견디어 낼 수 있는 ________의 최고 용량을 찾는 것입니다.

  위험: 이 임상시험에서 ________ 용량은 극도의 병적 상태가 될 때까지 증량될 것입니다. 경험하게 될 부작용을 모두 예측하는 것은 불가능합니다.

  이익: 이 임상시험은 현재 앓고 있는 암을 치료하기 위해 수행되는 것이 아닙니다. 제1상 임상시험은 연구대상자의 이익을 위해 계획되지 않았으며, 이익을 제공할 것으로 기대되지도 않습니다. 제1상 임상시험의 주 목적은 새로운 약물의 최대 내약량(highest tolerated dose)을 결정하는 것입니다. 미래의 환자 치료에 도움이 될만한 정보를 수집하고자 시행합니다.

환자를 대상으로 하는 임상시험에서 발생하는 기본적인 갈등은 과학적 목적과 임상 치료 목적 사이의 본질적인 상충(conflict)입니다. 제1상 종양 임상시험의 과학적 목적은 말기 암환자를 대상으로 하여 독성의 영향을 보고자 하는 것이지 암의 치료나 재발 방지, 완화가 아닙니다. 이러한 이유로 제1상 임상시험은 가장 본질적이고 강력한 갈등적인 요소를 가지고 있습니다. 다수의 환자들이 신체적 이익을 얻고자 제1상 임상시험에 등록한다는 경험에 비추어 볼 때, 이러한 제1상 임상시험의 갈등 상황은 IRB 심사에서 특별히 어려운 문제로 다가옵니다. 생명윤리학자인 Benjamin Freedman(1996)은 근본적인 쟁점을 아래와 같이 요약하였습니다.

> 신약 X에 대한 제1상 임상시험은 X의 안전성(safety)과 유효성(efficacy)에 대한 연구라고 종종 일컬어지고는 합니다. 독성 연구를 안전성 연구라고 지칭하는 것은 이로 인해 어떤 위해를 초래하는 것도 아니고 어쩌면 관련 분야 종사자들의 낙관적 관점을 나름 반영한 것일 수도 있습니다. 그러나 유효성 연구라는 명칭은 명확히 잘못된 것입니다. 물론, 해당 약물의 유효성에 대한 희망이 없다면 테스트도 하지 않을 것이기 때문에 확인이 필요한 바이지만 유효성 연구라는 명칭은 적절하지 않습니다.

배경

새로운 항암제를 개발하는 과정을 살펴보면, 세포 배양과 동물 모델에서 가능성을 보인 약물들은 언젠가는 사람을 대상으로 연구해야 합니다. 제1상 임상시험을 살펴보면, 말기 암환자에게 인체가 견딜 수 있는 최대 약물 용량을 알기 위해 약제를 투여하는 연구입니다. 그러나 해당 약물의 항암 효과에 대한 평가는 제2상, 제3상 임상시험의 목표입니다. 즉 제1상 임상시험의 목표는 아닙니다. 제1상 임상시험의 용량–독성 정보는 보통 새로운 약물(또는 기존 약물들의 새로운 조합)을 3~6명의 환자 코호트를 대상으로 증량 투여하여 수집하게 됩니다. 만약 심각하지만 가역적인 독성(serious but reversible)이 환자 중 일정 비율(흔히 최대 용량을 투여받은 코호트 중 1/3 정도)에서 나타나면 임상시험은 종료됩니다. 대부분의 반응이 최대 내약 용량의 80~120%에서 발생되기 때문에, 초기 시점의 코호트에서는 연구대상자에게 독성의 위험이 낮습니다. 동시에 임상 반응(치료 효과)이 나타날 가능성도 가장 낮습니다. 이렇게 코호트별 용량 증량 계획은 환자 자신이 가장 이익(예: 항암효과를 극대화할 수 있는 용량을 투여받을 것)을 볼 것으로 기대하는 마음과는 상충됩니다.

치료와의 혼동

치료와의 혼동을 밝혀 낸 많은 분량의 논문이 존재합니다. 제1상 암 임상시험에 참여하여 얻을 수 있는 임상적 이익은 거의 없습니다. 다만, 약물의 독성을 견딜 수 없을 때까지 용량을 증량하는 연구 설계일 뿐입니다. 그러나 제1상 암 임상시험 연구대상자 대부분은 임상시험의 주 목적이 자신에게 이익이 있을 것으로 생각하고 임상시험에 참여했다고 말하고 있습니다.

IRB 심사 시 권고 사항

1. 해당 연구 약물이 다른 임상시험기관에서도 동시에 평가되고 있는지를 확인합니다. 대개의 경우 IRB는 이전의 제1상 임상시험을 반복하려 하거나, 동일한 약제를 다른 임상시험으로 같은 시기에 진행하려는 것을 승인해서는 안 됩니다.

2. 연구 주제와 무관한 부가적인 요소를 근거로 한 제1상 연구계획서는 정당

성이 없습니다. 연구에 참여하면 연구대상자가 받게 될 의료의 질이 더 높아질 것이라는 주장으로 연구 설계의 윤리적인 단점들을 상쇄해서는 안 됩니다.

3. 연구와 환자 진료의 구분을 명확하게 해야 합니다. IRB는 연구대상자의 동의 과정에서 연구 활동과 환자 진료 활동 사이의 구분을 모호하게 하는 용어의 사용을 지양하고 모든 제공되는 서식에서 그러한 내용을 배제하도록 해야 합니다.

4. 위험과 이익에 대한 오해를 없애기 위해 최선을 다해야 합니다. 잠재적인 연구대상자에게 제1상 임상시험은 독성을 결정하기 위해서 설계된 연구라는 사실과, 심각한 독성이 연구대상자 일부에게 나타날 것이라는 사실, 직접적인 이익을 얻는 것은 불가능에 가깝다는 사실을 말해주어야 합니다.

5. 동의서에 다음과 같은 표준 문구가 들어가도록 요구해야 합니다.

목적: 이 임상시험의 목적은 극도의 병적 상태를 초래하지 않고 견디어 낼 수 있는 ________의 최고 용량을 찾는 것입니다.

위험: 이 임상시험에서 ________ 용량은 극도의 병적 상태가 될 때까지 증량될 것입니다. 연구대상자 간 투여받는 약물 용량이 다르고, 각 개인의 신체가 견딜 수 있는 약물 용량도 다를 수 있기 때문에, 경험하게 될 부작용을 모두 예측하는 것은 불가능합니다.

이익: 이 임상시험은 현재 앓고 있는 암을 치료하기 위해 설계되거나 수행되는 것이 아닙니다. 이전 경험에 비추어 볼 때, 본 임상시험에 참여하더라도 질병이 개선되거나 생존이 연장될 가능성은 거의 없습니다. 미래의 환자 치료에 도움이 될 만한 정보를 수집하기 위해 수행하는 연구입니다.

참고문헌

Freedman, B. (1996). The ethical analysis of clinical trials: New lessons for and from cancer. In H. Y. Vanderpool (Ed.), *The ethics of research involving human subjects: Facing the 21st century* (pp.319–338). Frederick, MD: University Publishing Group.

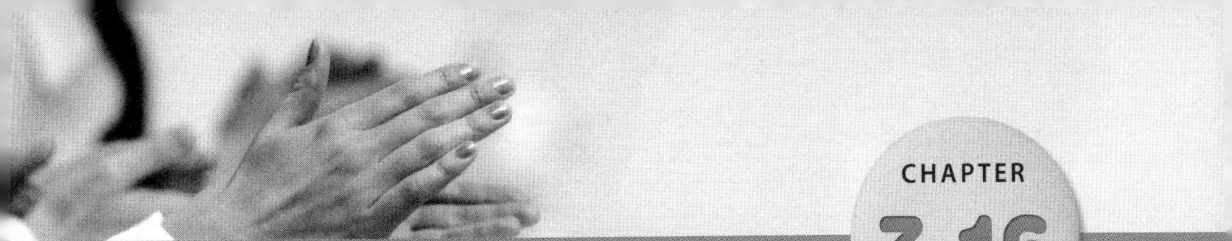

CHAPTER 3.16

건강보험 이전과 책임에 관한 법률 (HIPAA)

The Health Insurance Portability and Accountability Act

Robert Amdur

> **IRB 위원과 미국 건강보험 이전과 책임에 관한 법률(HIPAA)**
>
> - IRB 위원장과 사무직원은 IRB에 제출된 연구계획서가 HIPAA에 부합되는지를 확인해야 합니다.
> - HIPAA에 따른 요구사항이 각 기관에서 제공되는 동의서 서식에 들어 있어야 하며, 추가 동의서 형태로라도 포함되어 있어야 합니다.
> - 상기 두 항목은 IRB 심사 이전에 확인이 모두 완료되어야 하며, HIPAA 요구사항이 IRB 회의 때마다 논의되지 않도록 하여야 합니다.

건강보험 이전과 책임에 관한 법률인 HIPAA의 주 목적은 이직(移職)한 직장인이 기존대로 불이익 없이 옮긴 직장에서 건강보험을 취득할 수 있게 하고, 의료비 청구 과정에서 사기와 낭비를 줄이는 것입니다. 또한 이 법률에는 특정한 상황에서 의료 정보의 저장과 이동에 대한 부분도 추가로 포함하고 있습니다.

HIPAA 규정에 따라 DHHS는 2003년 4월과 2005년 4월에 시행된 개인정보보호 법령(Privacy Rule)과 보안에 대한 법령(Security Rule)을 제정하였습니다. 이 법령에는 HIPAA 이전에는 요구되지 않았던 인간 대상 연구에 필요한 문서화에 대해 상세히 명시하고 있습니다.

정보 제공 차원에서 HIPAA와 IRB에 관련된 두 가지 부분을 언급한다면, (1) 보호 대상인 건강 정보(Protected Helth Information, PHI)를 사용하는 경우에 동의 면제를 받기 위한 필수적인 조건과 (2) 동의서에 연구대상자의 어떤 자료를 사용하는지에 대한 구체적인 정보를 포함하여야 한다는 점입니다.

HIPPA로 인해 권한부여(authorization), 연구에 대한 사전 검토(review preparation to research), 식별 정보(identified data), 정보주체의 사용 동의가 필요한 제한적 데이터 세트(limited data set with a data use agreement), 비즈니스 관련 계약(business associate contracts) 같은 개념이 IRB 사무 용어에 도입되었습니다. 일부 기관에서는 HIPAA만을 다루는 별도의 위원회를 두고 있는 경우도 있고, IRB에 해당 업무를 맡기는 기관들도 있습니다. 어느 경우든 상당히 복잡하므로 IRB 회의 심사 안건으로 다뤄서는 안 됩니다. 이보다는 오히려 정책과 절차를 통해 HIPAA에서 요구되는 필수 항목이 구현되어야 하며, IRB에서 제공하는 동의서 서식 용어와 정보에 해당 내용이 포함되어 있어야 합니다.

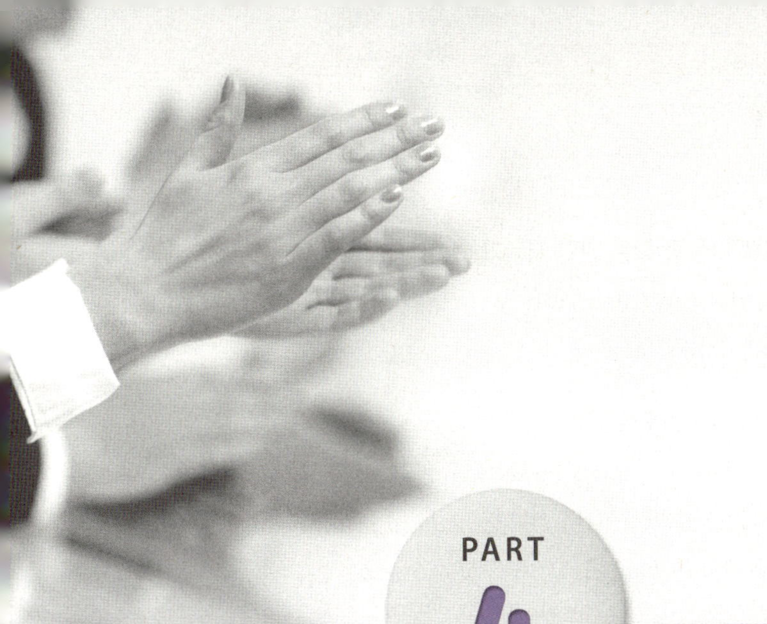

PART 4

관련 자료
RESOURCES

이 책의 초판이 쓰여진 이후에 IRB 위원에게 이용 가능한 관련 자료(resource)가 많이 늘었습니다. IRB 핸드북에 언급된 주제나 사례에 대한 Web 기반의 검색은 심층 분석과 탐색을 위한 수많은 자료를 제공합니다. 미국 연구대상자보호국(OHRP)과 식품의약국(FDA)은 모두 규정의 해석이나 구현과 관련한 광범위한 지침을 발표하였습니다. 또한 이들 정부 기관은 각각 기관 내부의 절차를 기반으로 한 표준운영절차(Standard Operating Procedures, SOPs)를 가지고 있습니다. IRB 위원은 기관마다 다를 수 있는 수많은 절차를 숙지하여야 합니다. 충분한 정보를 가진 IRB 위원이 되기 위해 더 많이 읽고 심사숙고하실 것을 권장합니다.

OHRP 웹사이트에 다음과 같은 관련 자료가 있습니다.
https://www.hhs.gov/ohrp/international/ethical-codes-and-research-standards/index.html

- 벨몬트 보고서(Belmont Report):
  National Commission for the Protection of Human Subjects of Biomedical and Behavioral Research. (1979). *Ethical principles and guidelines for the protection of human subjects of research.*

- 뉘른베르크 강령(Nuremberg Code)

- 헬싱키 선언(World Medical Association Declaration of Helsinki)

- 연구대상자보호전문위원회(The Secretary's Advisory Committee on Human Research Protections, SACHRP)
  SACHRP는 연구에서의 연구대상자의 보호와 관련된 문제에 대한 전문가의 조언과 권고 사항을 미국 보건복지부에 제공합니다. 권고 사항은 다음에서 찾아 볼 수 있습니다: https://www.hhs.gov/ohrp/sachrp-committee/index.html

Video Series: Protecting Human Subjects
https://www.hhs.gov/ohrp/education-and-outreach/online-education/videos/index.html

Part 1-관련 문제: 연구대상자 보호
https://www.youtube.com/watch?v=_8Ku4b1fW18&feature=youtu.be

Part 2-사회적 의무의 균형: I.R.B. 심사 기준
https://www.youtube.com/watch?v=Ec1BqLP7ZUQ&feature=youtu.be

Part 3-벨몬트 보고서: 기본적인 윤리 원칙과 적용

https://www.youtube.com/watch?v=M6AKIIhoFn4&feature=youtu.be

Video: The Human Experiment

치료 방법을 찾는 것이 연구대상자를 위험에 빠뜨리는 것을 정당화할 수 있을까요? C. Everett Koop이 뉴잉글랜드 의학 저널의 편집자인 Arnold Relman 및 다른 저명한 패널들과 의학 연구 분야에 대한 토론에 참여하고 있습니다. 콜롬비아 대학 미디어 및 사회세미나에서 제작되었습니다(1989).

https://beta.learner.org/series/ethics-in-america/the-human-experiment/

정부 기관과 규제

Officer for Human Research Protections (OHRP):

미국 연구대상자보호국

https://www.hhs.gov/ohrp/about-ohrp/index.html

Code of Federal Regulation 46 (The Common Rule):

미국 연방법 46(공통 규칙)

https://www.hhs.gov/ohrp/regulation-and-policy/regulations/45-cfr-46/index.html

U.S. Food and Drug Administration (FDA):

미국 식품의약국

www.fda.gov/

CFR-Code of Federal Regulation Title 21-Part50(Protection of Human Subjects) and Part 56 (Institutional Review Boards):
미국 연방법
https://www.accessdata.fda.gov/scripts/cdrh/cfdocs/cfcfr/CFRSearch.cfm?CFRPart=50&showFR=1
https://www.accessdata.fda.gov/scripts/cdrh/cfdocs/cfcfr/CFRSearch.cfm?CFRPart=56

International Committee for Harmonisation of Technical Requirements for Pharmaceuticals for Human Use:
의약품기술요건화 국제위원회(ICH)
www.ich.org

Council for International Organizations of Medical Sciences:
국제 의학기구협의회(CIOMS)
https://cioms.ch

관련 단체

Public Responsibility in Medicine & Research (PRIM&R):
www.primr.org/

Association for the Accreditation of Human Research Protection Programs (AAHRPP):
연구대상자 보호체계 인증협회
www.aahrpp.org/

도서

Institutional Review Board: Management and Function, 3rd Edition

Public Responsibility in Medicine & Research, Bankert, E.A., Gordon, B. G., Hurley, E. A., & Shriver, S. P. (Eds.) (2020). *Institutional review board: Management and function* (3rd ed.). Jones & Bartlett Lrearning.

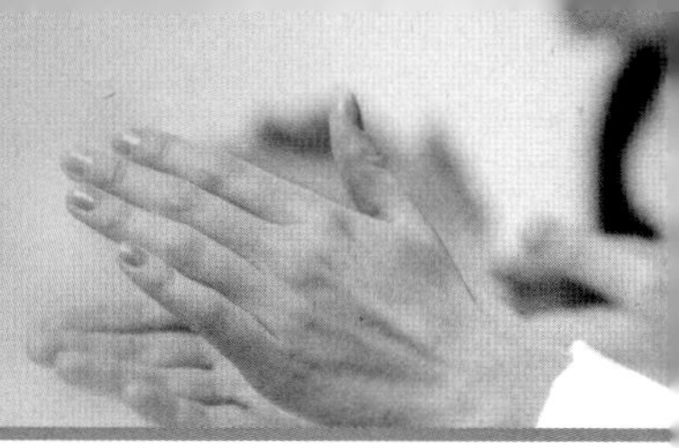

찾아보기

P

R

S

T

U

V

W

기타